D1722572

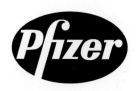

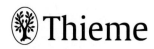

Katheterinfektionen

Prävention, Diagnose und Management von Infektionen durch intravasale Katheter

Matthias Trautmann
Claude Krier

15 Abbildungen
11 Tabellen

Georg Thieme Verlag
Stuttgart · New York

Prof. Dr. med. Matthias Trautmann
Institut für Krankenhaushygiene
Klinikum Stuttgart Katharinenhospital
Kriegsbergstr. 60
70174 Stuttgart

Prof. Dr. med. Claude Krier
Klinik für Anästhesiologie
und operative Intensivmedizin
Klinikum Stuttgart Katharinenhospital
Kriegsbergstr. 60
70174 Stuttgart

*Bibliographische Information
Der Deutschen Bibliothek*

Die Deutsche Bibliothek verzeichnet diese
Publikation in der Deutschen National-
bibliographie; detaillierte bibliographische
Daten sind im Internet über
http://dnb.ddb.de abrufbar

Wichtiger Hinweis: Wie jede Wissenschaft
ist die Medizin ständigen Entwicklungen un-
terworfen. Forschung und klinische Erfahrung erweitern unsere Erkenntnisse, insbesondere was Behandlung und medikamen-
töse Therapie anbelangt. Soweit in diesem
Werk eine Dosierung oder eine Applikation
erwähnt wird, darf der Leser zwar darauf ver-
trauen, dass Autoren, Herausgeber und Verlag große Sorgfalt darauf verwandt haben,
dass diese Angabe **dem Wissensstand bei
Fertigstellung des Werkes** entspricht.

Für Angaben über Dosierungsanweisun-
gen und Applikationsformen kann vom Verlag jedoch keine Gewähr übernommen werden. **Jeder Benutzer ist angehalten,** durch
sorgfältige Prüfung der Beipackzettel der
verwendeten Präparate und gegebenenfalls
nach Konsultation eines Spezialisten festzu-
stellen, ob die dort gegebene Empfehlung für
Dosierungen oder die Beachtung von Kontraindikationen gegenüber der Angabe in
diesem Buch abweicht. Eine solche Prüfung
ist besonders wichtig bei selten verwendeten
Präparaten oder solchen, die neu auf den
Markt gebracht worden sind. **Jede Dosierung
oder Applikation erfolgt auf eigene Gefahr
des Benutzers.** Autoren und Verlag appellie-
ren an jeden Benutzer, ihm etwa auffallende
Ungenauigkeiten dem Verlag mitzuteilen.

© 2004 Georg Thieme Verlag
Rüdigerstraße 14
D- 70469 Stuttgart
Telefon: + 49/ 0711/ 8931-0
Unsere Homepage: http://www.thieme.de

Printed in Germany

Zeichnungen: Joachim Hormann, Stuttgart
Umschlaggestaltung: Thieme Verlagsgruppe
Umschlaggrafik: Martina Berge, Erbach
Satz: Mitterweger & Partner, Plankstadt
    gesetzt in 3B2
Druck: Druckhaus Götz GmbH, Ludwigsburg

ISBN 3-13-136531-5   1 2 3 4 5 6

Vorwort

Seit der ersten Herzkatheterisierung durch Werner Forßmann im Jahre 1929 sind mehr als 70 Jahre vergangen. In dieser Zeit hat sich die Katheterisierung großer Gefäße zu einer der häufigsten diagnostischen und therapeutischen Maßnahmen im Krankenhaus entwickelt. Auch im niedergelassenen Bereich wird im Rahmen der hämatologisch-onkologischen Behandlung oder bei der radiologischen Diagnostik von Gefäßkathetern Gebrauch gemacht. Dank der Verfeinerung des technischen Vorgehens und der Vielfalt der heute zur Verfügung stehenden Kathetertypen sind technische Komplikationen bei der Katheterisierung zunehmend seltener zu befürchten. Um so mehr gewinnen – insbesondere bei der Langzeitkatheterisierung – Gefäßkatheter-assoziierte Infektionen an Bedeutung. Sie können durch ein standardisiertes, aseptisches Vorgehen bei der Insertion und durch peinliche Beachtung der Hygienevorschriften bei der nachfolgenden Katheterpflege und beim Umgang mit dem Infusionszubehör minimiert werden.

In den letzten Jahren sind zahlreiche neue Kathetertypen, neues Infusionszubehör und technische Hilfsmittel auf den Markt gelangt, die den Umgang mit Kathetersystemen erleichtern und die Hygiene verbessern sollen. Antimikrobiell beschichtete Venenkatheter, Infusionsfilter und Ventilmembrankonnektoren werden heute bereits in vielen Kliniken eingesetzt. Auf therapeutischer Seite stehen neue Antibiotika zur Verfügung, die eine sehr gute Wirkung gegenüber resistenten Staphylokokken und Enterokokken besitzen und damit die Therapie von Katheterinfektionen bereichern. Neue Antimykotika dringen besonders gut in Biofilme ein und eignen sich daher für eine i.v. Therapie katheter-assoziierter Pilzinfektionen.

Das vorliegende Buch verfolgt zum einen das Ziel, in diesem rasch expandierenden Feld eine Orientierungshilfe für die Auswahl von Kathetern und Infusionszubehör zu geben. Zum anderen sollen das mikrobiologische Erregerspektrum der Katheter-assoziierten Infektionen dargestellt und die neuen therapeutischen Optionen bewertet werden. Ein Kernpunkt des Büchleins ist die im Originaltext wiedergegebene Empfehlung der Kommission für Krankenhaushygiene und Infektionsprävention am Robert-Koch-Institut zur "Prävention Gefäßkatheter-assoziierter Infektionen". Für die Erlaubnis zur Wiedergabe dieses Textes sind die Unterzeichner dem Fachgebiet 14 des Robert-Koch-Institutes zu Dank verpflichtet.

Angesichts der Vielzahl der jährlich erscheinenden Publikationen auf diesem Gebiet wird es vermutlich bald erforderlich sein, eine Neuauflage dieses Büchleins in Angriff zu nehmen. Wir bitten alle Leser herzlich, uns kritische Anmerkungen oder Ergänzungsvorschläge zu zu leiten, die in eine solche Neuauflage einfließen können.

Stuttgart, im August 2004 M. Trautmann
  C. Krier

Inhaltsverzeichnis

1 Einleitung

Die Katheterisierung von Gefäßen ist eine der häufigsten Maßnahmen der medizinischen Versorgung im Krankenhaus. Auf Normalstationen sind ca. 10–20 % der Patienten mit einer peripheren Verweilkanüle versorgt, auf Intensivstationen im Durchschnitt mehr als 50 %. Zentralvenöse Katheter werden vor allem im Operations- und Intensivbereich gelegt und kommen je nach medizinischer Fachrichtung bei bis zu 80–100 % der intensivbehandlungsbedürftigen Patienten zum Einsatz.

Die Indikationen für den Einsatz von Gefäßkathetern, die länger als nur für einen kurzen diagnostischen Eingriff gelegt werden, umfassen:

- die i.v.-Gabe von Medikamenten, Ernährungslösungen und Blutprodukten,
- die Durchführung eines invasiven Monitorings (Arterienkatheter, Pulmonalarterienkatheter) sowie
- die Anwendung supportiver medizinischer Verfahren (z. B. Hämodialyse, aortale Ballonpumpe).

Auch im ambulanten Bereich wird zunehmend häufiger von Gefäßkathetern Gebrauch gemacht, beispielsweise bei der intermittierenden Chemotherapie in hämatologisch-onkologischen Praxen und bei der ambulanten i.v.-Gabe von Medikamenten in Schwerpunktambulanzen. Für den Langzeiteinsatz werden bei den betreffenden Patientengruppen meist partiell oder vollständig implantierte Kathetersysteme verwendet.

Punktionsbedingte Komplikationen (Gefäßverletzungen, Hämatombildung, Pneumothorax, Nervenläsionen) stellten früher den Hauptanteil der unerwünschten Ereignisse bei Gefäßkatheterisierung dar. Sie sind heute vor allem durch den weit verbreiteten Gebrauch der Seldinger-Technik seltener geworden, die eine Vorpunktion mit einer schmallumigen Kanüle zum Aufsuchen des Gefäßes erlaubt.

Demgegenüber sind mit einem Gefäßkatheter assoziierte Infektionen nach wie vor häufige Komplikationen. Neben Beatmungspneumonien und Harnwegsinfektionen gehören sie auf Intensivstationen zur Gruppe derjenigen im Krankenhaus erworbenen Infektionen, die mit der höchsten Verweildauerverlängerung und den höchsten Kosten verbunden sind.

Jeder intravasale Katheter stellt eine Durchbrechung der natürlichen Schutzbarriere der Haut dar, und zwar meist in einer Lokalisation, in der diese eine dichte und nur partiell durch Desinfektion eliminierbare mikrobielle Kolonisation aufweist. Bestimmte Charakteristika des Patienten (Beeinträchtigung der Infektabwehr durch Grundkrankheiten, Immunsuppression, gestörte Neutrophilenfunktion durch Diabetes mellitus, Bestrahlung u.v.a.) tragen zum Angehen einer Infektion bei.

Ein weiterer, für die Entstehung von Infektionen wesentlicher Faktor ist die spezifische Interaktionsbereitschaft der Polymermaterialien mit bestimmten Erregergruppen, insbesondere Koagulase-negativen Staphylokokken. Adhäsion und Aggregation der Erreger sind derzeit trotz intensiver Forschung auf diesem Gebiet noch nicht spezifisch hemmbar, sodass eine „Basisrate" von katheterassoziierten Infektionen unter den heutigen materialtechnischen Voraussetzungen akzeptiert werden muss.

Neben den genannten immanenten Faktoren sind jedoch eine ganze Reihe von Variablen beim Umgang mit den Kathetern durchaus beeinflussbar. Optimale Vorgehensweisen bei der Insertion, Pflege und Handhabung von Kathetern und Infusionssystemen können nach neueren Studien das Infektionsrisiko um bis zu 60 % senken (Eggimann et al., 2000; Warren et al., 2003). Fortbildungen, Schulungen und ein „Feedback" der ermittelten Infektionsraten an den klinischen Anwender sind daher wichtige Maßnahmen, um die Häufigkeit katheterassoziierter Infektionen zu verringern.

Das vorliegende Buch verfolgt im ersten Abschnitt das Ziel, die wissenschaftlich gesicherten Maßnahmen der Infektionsprävention darzustellen, wobei die aktuellen Empfehlungen der Kommission für Krankenhaushygiene und Infektionsprävention beim Robert-Koch-Institut im Originaltext wiedergegeben werden.

Ergänzende Kapitel behandeln die derzeit im Handel verfügbaren antimikrobiellen Katheter und neuen Konnektionsstücke und geben praktische Hinweise zur Infusionstherapie.

In weiteren Abschnitten werden die Diagnostik und Therapie der Katheterinfektionen abgehandelt. Auf diesem Gebiet haben sich durch neue diagnostische Methoden wie die „Difference in time-to-positivity"-Blutkulturtechnik und die Einführung neuer, gegen Staphylokokken wirksamer Antibiotika in den letzten Jahren wesentliche Fortschritte ergeben. Neben der systemischen Antibiotikatherapie nach Entfernung des Katheters sind für bestimmte Patientengruppen auch Erfolg versprechende Ansätze zur Sanierung von Venenkathetern bzw. implantierten Systemen unter Belassung in situ erkennbar, deren Indikationen und Einschränkungen dargestellt werden.

2 Definitionen

Der Begriff der „Katheterinfektion" (catheter infection oder catheter-associated infection) wird in der angloamerikanischen Literatur sehr unterschiedlich verwendet. Teilweise fungiert er als Oberbegriff für alle im Zusammenhang mit einem Gefäßkatheter stehenden Infektionsarten, teilweise wird er synonym mit dem Begriff „Katheterkolonisation" verwendet. Ein Blick auf die neuere Literatur zu Katheterinfektionen zeigt leider auch bei den übrigen Definitionen noch immer eine große Vielfalt, die einen Vergleich zwischen verschiedenen Studien erschwert.

Epidemiologische Definitionen. Die Definitionen der Centers for Disease Control and Prevention der USA (CDC-Definitionen) eignen sich für die epidemiologische Erfassung katheterassoziierter Infektionen (Tab. 2.1). Sie sind nicht für die klinische Diagnosestellung konzipiert, sondern setzen diese voraus, da unter anderem der Beginn einer Antibiotikatherapie unter der Diagnose einer Sepsis als Erfassungskriterium herangezogen wird (Tab. 2.1, Punkt 2b und 3, „Arzt beginnt entsprechende antimikrobielle Therapie"). In den USA und in Deutschland[1] werden sie daher von Hygienefachkräften verwendet, um Infektionsraten zu erheben, die zwischen verschiedenen Krankenhäusern vergleichbar sein sollen.

Die Inzidenz katheterassozierter Infektionen wird bei Verwendung der CDC-Definitionen überschätzt, da unter anderem jede Septikämie („Blutstrominfektion"), bei der keine andere Infektionsquelle erkennbar ist als der Katheter, als primäre Septikämie kategorisiert und bei gleichzeitigem Vorhandensein eines zentralvenösen Katheters als „katheterassoziiert" erfasst wird (O'Gradey et al., 2002).

Klinische Definitionen. Die klinische Diagnosefindung wird erleichtert durch Verwendung von Definitionen, wie sie beispielsweise kürzlich von der Infectious Diseases Society of America (ISDA) im Einvernehmen mit weiteren Fachgesellschaften publiziert wurden (Tab. 2.2) (Mermel et al., 2001). Für die Diagnose einer katheterassoziierten Septikämie wird eine Verbindung zwischen einer mikrobiologisch nachzuweisenden

---

[1] In Deutschland werden die leicht abgewandelten CDC-Definitionen bei der Infektionserfassung nach dem KISS-(Krankenhaus-Infektions-Surveillance-System) verwendet.

Tabelle 2.1 CDC-Definitionen für die primäre Septikämie

Infektion	Definition
Durch Labor bestätigte primäre Septikämie	Kriterium (1) oder (2) muss erfüllt sein: 1. Pathogener Erreger aus Blutkultur isoliert, welcher nicht mit Infektion an anderer Stelle verwandt[1] ist. 2. Eines der folgenden: Fieber (>38°C), Schüttelfrost oder Hypotonie[2] und eines der folgenden: • a) gewöhnlicher Hautkeim[3] wurde aus mindestens zwei zu verschiedenen Zeitpunkten entnommenen Blutkulturen isoliert; • b) gewöhnlicher Hautkeim[3] wurde in mindestens einer Blutkultur bei einem Patienten mit Gefäßkatheter isoliert, und Arzt beginnt entsprechende antimikrobielle Therapie; • c) positiver Antigen-Bluttest liegt vor und Symptome sowie Laborbefund sind nicht im Zusammenhang mit Infektion an anderer Stelle zu sehen.
Klinisch diagnostizierte primäre Sepsis	Eines der folgenden Anzeichen ohne andere erkennbare Ursache: Fieber (>38°C), Hypotonie[2], Oligurie[4] und sämtliche der folgenden Kriterien: 1. Keine Blutkultur durchgeführt oder keine Mikroorganismen oder Antigene im Blut entdeckt. 2. Keine offensichtliche Infektion an anderer Stelle[5]. 3. Arzt leitet eine Therapie wegen Sepsis ein.

[1] Stimmt der aus der Blutkultur isolierte Erreger mit dem Erreger einer Infektion an anderer Stelle überein, wird die Septikämie als sekundäre Septikämie und nicht als eigenständige nosokomiale Infektion klassifiziert. Eine Ausnahme besteht bei der katheterassoziierten Septikämie mit Erregernachweis, die auch dann als laborbestätigte primäre Septikämie klassifiziert wird, wenn lokale Infektionszeichen an der Kathetereintrittsstelle vorliegen, bzw. bis zum Eintreffen der positiven Blutkultur zunächst die Definitionen für eine lokale Arterien- oder Veneninfektion erfüllt waren.

[2] systolischer Druck ≤ 90 mmHg

[3] z. B. Koagulase-negative Staphylokokken, Corynebakterien, Propionibakterien

[4] Urinausscheidung < 20 ml pro Stunde

[5] Bei Vorliegen einer offensichtlichen Infektion an anderer Stelle, wie z. B. Infektionen an der Gefäßkathetereintrittsstelle, kann keine klinische primäre Septikämie diagnostiziert werden.

Anmerkungen:
CDC, Centers for Disease Control an Prevention, Altlanta, Georgia, USA. Die Definitionen gelten für Erwachsene, für die Pädiatrie sind eigene Definitionen abrufbar (www.cdc.gov). Der von den CDC verwendete Begriff der „bloodstream infection" wird von einigen Autoren mit Sepsis übersetzt, was missverständlich ist, da der Sepsisbegriff von Intensivmedizinern und Anästhesiologen meist für klinische Syndrome unabhängig von einem Erregernachweis aus der Blutkultur gebraucht wird. Im Folgenden wird der Begriff „Septikämie" verwendet, wenn positive Blutkulturen gefordert sind.

Tabelle 2.2 Definitionen der ISDA für katheterassoziierte Infektionen

Infektion	Definition
Katheter-Kolonisierung	Keimnachweis in signifikanter Keimzahl an der Katheterspitze, oder an einem subkutanen Kathetersegment, oder an der Katheter-Konnektionsstelle (Nachweis durch quantitative oder semiquantitative Kultur).
Phlebitis	Rötung, Induration, Überwärmung, Schmerzen oder Druckschmerz an der Kathetereintrittstelle.
Lokalinfektion an der Katheter-Eintrittsstelle - Mikrobiologische Diagnose - Klinische Diagnose	• Kultureller Nachweis eines Erregers aus dem Exsudat an der Eintrittsstelle, mit oder ohne gleichzeitig positive Blutkultur. • Rötung, Induration oder Druckschmerzhaftigkeit innerhalb 2 cm um die Eintrittsstelle; zusätzlich ggf. weitere lokale oder systemische Infektionszeichen (Fieber, Eiteraustritt aus der Eintrittsstelle). Gleichzeitig kann eine Septikämie bestehen.
Tunnelinfektion	Druckschmerzhaftigkeit, Rötung und/oder Induration mit einer Ausdehnung > 2 cm von der Eintrittsstelle bzw. entlang dem subkutanen Katheterverlauf eines getunnelten Katheters (z. B. Hickman-, Broviac-Katheter), mit oder ohne gleichzeitige Septikämie.
Tascheninfektion	Nachweis infizierter Flüssigkeit in der subkutanen Tasche eines vollständig implantierten Gefäßkatheters. Oft verbunden mit Druckschmerzhaftigkeit, Rötung und/oder Induration über der Tasche. Spontane Ruptur oder Fistelbildung, oder Nekrose der darüber liegenden Haut möglich. Gleichzeitig kann eine Septikämie bestehen.
Septikämie - Infusatassoziiert	Wachstum des gleichen Erregers (Spezies, Antibiogramm) im Infusat und aus einer peripher (perkutan) entnommenen Blutkultur, ohne Hinweis für andere Infektlokalisation.
- Katheterassoziiert	Bakteriämie oder Fungämie bei einem Patienten mit intravasalem Katheter und mindestens den folgenden 3 Kriterien: • 1. ≥ 1 positive Blutkultur aus einer peripheren Vene; • 2. klinische Infektionssymptome (z. B. Fieber, Schüttelfrost, Blutdruckabfall); • 3. keine andere nachweisbare Infektionsquelle (außer dem Katheter).

Tabelle 2.**2** Fortsetzung

Infektion	Definition
- Katheterassoziiert	*Mikrobiologisch* sollte eines der folgenden Kriterien erfüllt sein: • 1. Positive semiquantitative Katheterkultur nach Maki ($\geq$ 15 Kolonien pro Kathetersegment) oder positive quantitative Katheterkultur ($\geq$ 10^2 Kolonien pro Kathetersegment). Hierbei sollte der nachgewiesene Erreger identisch mit dem aus der Blutkultur nachgewiesenen Erreger sein (Spezies, Antibiogramm), oder • 2. mindestens 5:1-Verhältnis der Keimzahl bei quantitativer Blutkultur aus dem Katheter und einer peripheren Vene, oder • 3. mindestens 2 h frühere Positivität einer durch den Katheter abgenommenen Blutkultur im Vergleich zu einer peripher abgenommenen Blutkultur (setzt automatisches Blutkultursystem voraus).

ISDA, Infectious Diseases Society of America (Intravenous Guideline Subcommittee) (nach Mermel LA et al., 2001).

Katheterkolonisation und der positiven Blutkultur gefordert. Diese Verbindung kann durch verschiedene Techniken nachgewiesen werden, wobei auch die neueste, inzwischen gut evaluierte Methode, die „Difference in time-to-positivity"-Technik, bereits Eingang in diese Definitionen gefunden hat. Unabhängig von der verwendeten Methode muss der am Katheter nachgewiesene Erreger identisch mit dem aus der Blutkultur nachgewiesenen Erreger sein (identische Spezies, identisches Antibiogramm).

Unterschiede zwischen den Definitionen. Ein wichtiger Unterschied zwischen den Definitionen ist die Bewertung von Blutkulturen, die Wachstum von Koagulase-negativen Staphylokokken oder anderen Hautkeimen zeigten. Die CDC-Definitionen erlauben in Verbindung mit entsprechenden klinischen Symptomen die Bewertung einer einzelnen positiven Blutkultur bei Nachweis derartiger Erreger als katheterassoziierte Septikämie (Tab.2.**1**, Kriterium 2b). Bei Verwendung der in Tabelle 2.**2** zusammengefassten ISDA-Definitionen ist dies nur dann statthaft, wenn die Identität der Spezies mit dem Katheterisolat belegt wurde.

Dies bedeutet, dass die ISDA-Definitionen eine Speziesbestimmung Koagulase-negativer Staphylokokken aus Blut- und Katheterkulturen, beispielsweise durch Ermittlung des biochemischen Reaktionsprofils, voraussetzen. Bei der Diversität der Spezies von Koagulase-negativen Staphylokokken ist dies auch sinnvoll und sollte heute in anspruchsvollen klinisch-mikrobiologischen Laboratorien zur Routinediagnostik gehören. Die ISDA-Definitionen wurden von zahlreichen nationalen Fachgesellschaften, z.T. mit leichten Modifikationen, übernommen.

Aufgrund der klinischen Ausrichtung des vorliegenden Buches werden hier die ISDA-Definitionen verwendet, wobei jeweils auf Abweichungen in einzelnen ausgewerteten Literaturarbeiten hingewiesen wird.

Kernaussagen

- Infektionsraten, die mittels der CDC-Definition erhoben wurden, dürfen nicht mit Infektionsraten aus anderen Studien verglichen werden, in denen die ISDA-Definitionen oder ähnliche klinische Definitionen verwendet wurden.
- Die CDC-Definitionen liefern fast immer eine höhere Infektionsrate, sind also deutlich sensitiver, dafür aber auch weniger spezifisch als die ISDA-Definitionen.
- Für die klinische Diagnosefindung eignen sich nur die ISDA-Definitionen.

3 Epidemiologie katheterassoziierter Infektionen

Die Infektionsrate von Gefäßkathetern kann als Anzahl der Infektionsereignisse pro 100 Katheter, also als Prozentzahl, angegeben werden.

Bei kurzliegenden Kathetern, wie beispielsweise Venenverweilkanülen, ist eine solche Angabe aussagekräftig, da die Verweilzeiten der Kanülen meist nicht wesentlich differieren. Bei Kathetern, die über lange Zeiträume liegen gelassen werden, sollte jedoch bevorzugt eine auf die Liegezeit standardisierte Infektionsrate angegeben werden. Nur so ist ein sinnvoller Vergleich zwischen verschiedenen Patientengruppen und Kliniken möglich. Üblich ist die Angabe des Parameters „Septikämien pro 1000 Venenkatheter- bzw. Gefäßkatheterliegetage". Beim Vergleich der eigenen Zahlen mit Literaturdaten sollte auch berücksichtigt werden, dass Katheterinfektionen bei bestimmten Patientenkollektiven, wie hämatologisch-onkologischen oder pädiatrischen Patienten, vermehrt vorkommen. Aus diesem Grunde werden beispielsweise im KISS-System (s. u.) einzelne Arten von Intensivstationen gesondert ausgewiesen.

Hinweise zur Häufigkeit von Infektionen bei verschiedenen Kathetertypen finden sich jeweils im Abschnitt „Hintergrund" der in Kapitel 5 wiedergegebenen Empfehlung der Kommission für Krankenhaushygiene und Infektionsprävention des Robert-Koch-Instituts (RKI). Nachfolgend sollen lediglich einige Untersuchungen erwähnt werden, die nach Erscheinen der RKI-Richtlinie publiziert wurden.

Zentrale Venenkatheter. Daten aus den USA wurden kürzlich vom NNIS vorgestellt (National Nosocomial Infections Surveillance System der USA). An der NNIS-Erfassung nahmen mehr als 300 Krankenhäuser und ca. 900 Intensivstationen teil. Im Zeitraum von 1995 bis 2002 wurden auf den Intensivstationen, in Abhängigkeit von der medizinischen Fachrichtung, Infektionsraten zwischen 2,3 und 6,6 Episoden pro 1000 Kathetertage ermittelt (Medianwerte). Auf konservativen und chirurgischen Intensivstationen waren die Raten mit 5,2 bzw. 4,9 Episoden pro 1000 Kathetertage vergleichbar hoch (NNIS, 2002).

In England wurden zwischen 1997 und 2001 Daten aus 17 Lehrkrankenhäusern und 56 Versorgungskrankenhäusern erhoben. Leider wurde eine andere Bezugsgröße gewählt (Nenner: Anzahl der Patienten mit Risiko). Die Septikämieraten lagen in den beiden Krankenhauskategorien bei 5,39 bzw. 2,83 Episoden pro 1000 Risikopatienten. 88,9 % der Septikämien traten im Zusammenhang mit einem zentralen Venenkatheter auf (Coello R et al., 2003).

Aus anderen Ländern wurden bei Verwendung der CDC-Definitionen deutlich höhere Raten katheterassoziierter Infektionen von bis zu 46 Septikämien pro 1000 Venenkathetertage berichtet, die sich allerdings nach Einführung strikter Hygieneprogramme senken ließen (Finkelstein et al., 2000; Rosenthal et al., 2003; Orsi et al., 2003).

In Deutschland besteht seit dem Inkrafttreten des Infektionsschutzgesetzes am 1.1.2001 für alle Krankenhäuser die Verpflichtung, nosokomiale Infektionen fortlaufend zu erfassen. Das Nationale Referenzzentrum für Surveillance hat bereits in der Vorbereitungsphase des Gesetzes Pionierarbeit auf diesem Gebiet geleistet und das „**Krankenhaus-Infektions-Surveillance-System" (KISS)** ins Leben gerufen. Derzeit nehmen >200 Intensivstationen an der KISS-Erfassung teil. Die Ergebnisse der Surveillance katheterassoziierter Infektionen bis zum Jahre 2001 wurden kürzlich publiziert (Zuschneid et al., 2003).

Im Verlauf der Erfassung kam es seit 1997 zu einem deutlichen Rückgang der mittleren Infektionsraten von anfangs 2,1 mit einem Venenkatheter assoziierten Infektionen pro 1000 Kathetertage auf 1,6 Infektionen pro 1000 Kathetertage (Abb. 3.**1**). Um auszuschließen, dass dieser Effekt lediglich durch die zusätzliche Aufnahme von Kliniken mit geringen Infektionsproblemen zustande kam, wurden separat alle Stationen ausgewertet, die mindestens 24 Monate an der KISS-Erfassung teilnahmen. Hierbei zeigte sich auch auf diesen Stationen ein gleichsinniger Reduktionseffekt.

Erklärt wurde das Phänomen der reduzierten Raten zumindest zum Teil mit dem so genannten Hawthorne-Effekt. Hierunter wird eine Verhaltensänderung verstanden, die eintritt, wenn sich die handelnde Person beobachtet fühlt. Im Falle der Katheterinfektionen kommt es durch die laufende Anwesenheit einer Hygienefachkraft auf den Stationen und durch das „Feed-back" der Daten möglicherweise zu einer verbesserten Compliance mit Standardhygienemaßnahmen.

Dies zeigt zugleich, dass die vom Infektionsschutzgesetz vorgeschriebene Erfassung sinnvoll ist, da eine Reduktion der Infektionsraten erreicht werden kann.

Die genannten Zahlen zeigen, dass die Raten derzeit in Deutschland – zumindest in den KISS-Kliniken – im internationalen Vergleich als günstig eingestuft werden können. Da die Teilnahme am KISS-System relativ personalaufwändig ist, besteht jedoch die Möglichkeit, dass KISS-Kliniken generell einen höheren Hygieneaufwand betreiben als andere Krankenhäuser und somit auch günstigere Infektionsraten aufweisen.

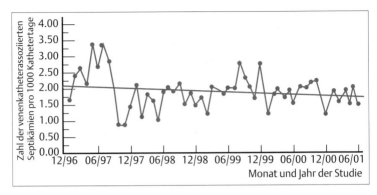

Abb. 3.1 Verlauf der Inzidenz von mit einem Venenkatheter assoziierten Septikämien im Gesamtkollektiv von 212 Intensivstationen, die an der KISS-Studie teilnehmen (nach Zuschneid et al., 2003).

Als besondere Risiken für die Entstehung einer katheterassoziierten Septikämie wurden in Multivarianzanalysen die Grunddiagnose des Patienten und die Art der Nutzung des zentralen Katheters ermittelt. Maligne Grundkrankheiten und eine Neutropenie stellen ein erhöhtes Risiko dar, ebenso die Verabreichung von Blutprodukten und eine Hyperalimentation (Hanna and Raad, 2001). Es ist bekannt, dass Fettlösungen mikrobielles Wachstum besonders begünstigen.

Auch das Vorliegen eines katheterfernen Infektionsfokus (Beatmungspneumonie, Harnwegsinfektion, eitrige Hautweichteilinfektionen) erhöht statistisch das Risiko einer Katheterinfektion. Eine hämatogene Streuung von Erregern mit Ansiedlung an der Katheterspitze könnte hierfür ebenso ursächlich sein wie eine äußerliche Verschleppung von Erregern durch Hygienefehler, z. B. durch Hintereinanderschaltung von Pflegemaßnahmen wie tracheale Absaugung und Katheterdiskonnektion (Polderman und Girbes, 2002).

Ein weiterer Risikofaktor, dessen Bedeutung allerdings durch zusätzliche Studien evaluiert werden muss, ist die nasale Besiedelung von Patienten mit Staphylococcus aureus. In einer multizentrischen Studie konnten von Eiff et al. nachweisen, dass bei 180/219 Patienten mit S.-aureus-Septikämie eine nasale Besiedelung mit diesem Erreger vorlag. 46 % dieser Patienten hatten eine katheterassoziierte Septikämie. Umgekehrt kam es bei 14 von 1278 Patienten mit nasaler S.-aureus-Besiedlung, die prospektiv verfolgt wurden, später zu einer S.-aureus-Septikämie, wobei in 12/14 Fällen der zuvor aus der Nase isolierte Keim klonal identisch mit dem späteren Blutkulturisolat war. Ob die nasalen Erreger exogen über den Venenkatheter oder auf hämatogenem Wege in die Blutbahn gelangten, blieb allerdings unklar (von Eiff et al., 2001).

Peripher-arterielle Katheter und Pulmonalarterienkatheter. Die Häufigkeit von Septikämien im Zusammenhang mit anderen Kathetertypen als zentralen Venenkathetern ist aus Tabelle 3.**1** ersichtlich. Demnach sind peripher-arterielle Katheter und Pulmonalarterienkatheter bei Standardisierung auf die Liegezeit mit einem höheren Septikämierisiko assoziiert. Eine neuere Studie zur Septikämierate bei peripher-arteriellen Kathetern, die mittels Seldinger-Technik gelegt wurden, ergab jedoch mit 1,5 Episoden pro 1000 Kathetertage ein mit Venenkathetern vergleichbares Risiko (Rijnders BJ et al., 2003).

Folgekosten einer katheterassoziierten Septikämie. Eine katheterassoziierte Septikämie verursacht in den USA im Mittel eine Verweildauerverlängerung von 7–14 Tagen auf der Intensivstation und bis zu 24 Tagen im Krankenhaus. Die hierdurch entstehenden zusätzlichen Kosten wurden mit 10.000–40.000 US-Dollar pro Patient errechnet. Die „attributable mortality", d. h. die nur auf die Katheterinfektion zurückzuführende Letalitätserhöhung wird in verschiedenen Studien aus Europa und den USA mit ca. 10–40 % beziffert (Pittet D et al., 1994; Polderman und Girbes, 2002).

In Deutschland ergab eine kürzlich durchgeführte Analyse von Frank et al. eine mittlere Verweildauerverlängerung auf der Intensivstation von 6,8 auf 16,9 Tage (Differenz 10,1 Tage), allerdings waren hiervon nur 2,8 Tage auf die Infektion zurückzuführen – die restlichen 7,3 Tage waren durch die unterschiedliche Erkrankungsschwere der Patienten bedingt. Die Kostendifferenz zwischen den Patienten mit und ohne Septikämie betrug etwa 7000 €; die Differenz der Medikamentenkosten betrug 231 € (Frank U et al., 2003).

Kernaussagen

- Katheterassoziierte Septikämien treten derzeit in Deutschland mit einer mittleren Häufigkeit von 1,6 Infektionen pro 1000 Venenkathetertage auf.
- Die zusätzlichen Kosten durch eine mit einem Venenkatheter assoziierte Septikämie wurden aktuell mit 7000 € ermittelt.
- Durch fortlaufende Erfassung von Katheterseptikämien und Rückmeldung der Ergebnisse in die Klinik kann eine Reduktion der Infektionsraten erreicht werden.

Tabelle 3.1 Septikämieraten bei verschiedenen Kathetertypen

Kathetertyp	Anzahl der prospektiven Studien	Infektionen pro 100 Katheter	95 % CI	Infektionen pro 1000 Kathetertage	95 % CI
Periphere Venenverweilkanülen	13	0,2	0,1–0,3	0,6	0,3–1,2
Arterielle Katheter	6	1,5	0,9–2,4	2,9	1,8–4,5
Kurzliegende zentrale Venenkatheter	61	3,3	3,3–4,0	2,3	2,0–2,4
Pulmonalarterienkatheter	12	1,9	1,1–2,5	5,5	3,2–12,4
Hämodialysekatheter					
• mit subkutaner Manschette	15	16,2	13,5–18,3	2,8	2,3–3,1
• ohne subkutane Manschette	6	6,3	4,2–9,2	1,1	0,7–1,6
Getunnelter Langzeitkatheter mit subkutaner Manschette	18	20,9	18,2–21,9	1,2	1,0–1,3
Portsystem	13	5,1	4,0–6,3	0,2	0,1–0,2

modifiziert nach Crnich und Maki, 2002; CI: Konfidenzintervall

4 Infektionswege der Katheterinfektion

Grundsätzlich können Erreger bei Anlage eines Gefäßkatheters und bei liegendem Katheter auf drei verschiedenen Wegen in das perivaskuläre Weichteilgewebe und die Blutbahn eindringen:

1. Bei der Anlage des Katheters durch Verschleppung von Hautkeimen in den Stichkanal,
2. durch langsame Migration von Erregern entlang der Außenseite des Katheters während der nachfolgenden Liegezeit des Katheters, und
3. durch kontaminierte Konnektionsstücke und Infusionslösungen auf luminalem Wege.

Eine vierte Möglichkeit, die allerdings eine untergeordnete Rolle spielt, ist die hämatogene Besiedelung des Katheters, ausgehend von einem ka-

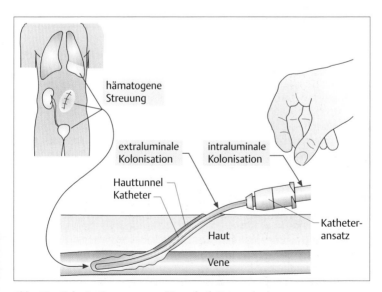

Abb. **4.1** Kolonisationswege von Venenkathetern.

theterfernen Infektionsfokus. Abb. **4.1** stellt die verschiedenen Kolonisationswege eines Katheters schematisch dar.

Verschleppung von Hautkeimen in den Stichkanal. Dass eine Keimverschleppung durch die Insertion relativ häufig auftritt, zeigten Elliott und Mitarbeiter, die bei offenen Herzoperationen die in die V. cava ragende Spitze von unmittelbar zuvor gelegten Kathetern abschnitten und untersuchten. 16 % dieser Katheterspitzen erwiesen sich bereits als mikrobiell besiedelt, wobei als Quelle die Haut der Insertionsstelle identifiziert werden konnte (Elliott et al., 1997).

Bereits einige Jahre zuvor hatten Mermel und Mitarbeiter gezeigt, dass die von der Spitze von gezogenen Pulmonalarterienkathetern kultivierbaren Keime in 82 % der Fälle mit Erregern von der Haut der Insertionsstelle identisch waren (Mermel et al., 1991). Ein Teil der initial eingeschleppten Erreger stammte jedoch offensichtlich aus der Umgebung bzw. von der Haut des Insertionsteams, denn nur so lässt sich erklären, dass eine maximale Abschirmung der Operateure mit Haube, Mundschutz und sterilem Bündchenkittel mit geringeren Kolonisations- und Septikämieraten einherging.

Migration von Keimen entlang der Außenseite des Katheters. Dieser Weg spielt bei längerer Liegedauer der Katheter eine zunehmende Rolle. Die Tatsache, dass kürzlich Curchoe und Mitarbeiter durch eine standardisierte Vorgehensweise bei der Hautdesinfektion und beim Verbandwechsel eine Reduktion der Septikämieraten um den Faktor 4 erreichen konnten, lässt auf eine nicht zu unterschätzende Bedeutung dieses Infektionswegs schließen (Curchoe RM et al., 2002).

Luminaler Infektionsweg. Bei Diskonnektionen und Rekonnektionen an den Dreiwegehähnen sowie beim Umstecken von Infusionen entsteht die luminale Kontamination. In einer Untersuchung auf einer chirurgischen Intensivstation war die Infusionsflüssigkeit in den Tropfkammern nach 48-stündiger Nutzungsdauer der Systeme bereits in 7,8 % der Proben kontaminiert, Abstriche an Dreiwegehähnen zeigten in 3,8–7,7 % der Fälle Erregerwachstum (Trautmann et al., 1997). Bei den isolierten Erregerspezies handelte es sich in erster Linie um Hautkeime, daneben waren auch Mundhöhlenkeime, wie z. B. Peptostreptokokken, nachweisbar, die vermutlich durch Sprechen oder Husten während der Diskonnektionen in die Systeme gelangten.

Neue Konnektionsstücke wie der Bionecteur (Trautmann et al., 2004b), der PosiFlow (Casey AL et al., 2003) und der Segurlock (Leon C et al., 2003) wurden mit dem Ziel entwickelt, berührungsfreie Diskonnektionen zu ermöglichen und eine Öffnung des Systems bei Anschluss neuer Infusionen oder Injektionen zu vermeiden.

Bedeutung der Infektionswege. Die relative Bedeutung der drei Infektionswege hängt stark von der Liegedauer der Katheter ab.

Die Einschleppung von Bakterien zum Zeitpunkt der Insertion ist offenbar quantitativ so gering, dass sie sich erst nach mehrwöchiger Liegedauer in Form erhöhter Septikämieraten klinisch manifestiert (Raad I et al., 1994). Bei kurzer Liegedauer von wenigen Tagen besitzt dieser Weg, obwohl bereits gebahnt, nur eine geringe klinische Relevanz.

Die Rolle des luminalen Weges wiederum hängt ganz von der Art des Umgangs mit den Systemen ab. Bei Verwendung von Handschuhen und Verzicht auf Sprechen bei Manipulationen am System wird dieser Weg nur eine geringe Rolle spielen. In der Studie von Leon et al. an zentralen Venenkathetern reduzierte ein neues Konnektionsstück, welches in einer Kammer ein Antiseptikum enthält, die Rate der zum Zeitpunkt des Ziehens kolonisierten Katheter von 14,4 % (Kontrollgruppe) auf 4,3 % (neues Konnektionsstück; p<0,001). Hieraus kann geschlossen werden, dass auf dem luminalen Weg unter Praxisbedingungen etwa 10 % der Systeme kontaminiert werden (Leon C et al., 2003).

In einer kürzlich publizierten retrospektiven Analyse zweier prospektiver Studien untersuchten Safdar und Maki die Rolle der beiden Infektionswege (extraluminal, intraluminal) bei kurzliegenden, nicht getunnelten zentralen Venenkathetern. Eine extraluminale Infektion wurde als gesichert angesehen, wenn die Ausroll-Kultur eines Kathetersegments bzw. der Abstrich von der Hauteintrittsstelle die gleiche Erregerspezies erbrachte, die in der Blutkultur nachweisbar war. Eine intraluminale Infektion wurde angenommen, wenn Abstriche vom Katheterkonus oder eine Probe der Infusionslösung Wachstum der gleichen Spezies wie in der Blutkultur zeigte. Die Identität der Isolate wurde mittels molekularer Typisierung nachgewiesen.

45 % der Infektionen ließen sich auf diese Weise dem extraluminalen, 26 % dem intraluminalen Infektionsweg zuordnen, in 29 % der Bakteriämien konnte der Infektionsweg nicht geklärt werden. Die mittlere Liegedauer der Katheter in dieser Studie betrug $3,8 \pm 3,9$ Tage. Diese Studie belegt somit die überwiegende Bedeutung des extraluminalen Weges für kurzliegende Katheter (Safdar & Maki, 2004).

Entstehung des Biofilms. Auf der Ebene der Interaktion von Staphylokokken mit dem Plastikmaterial der Katheter sind heute wesentliche pathogenetische Schritte geklärt. In einer ersten Phase kommt es zunächst zu einer irreversiblen Anheftung der Erreger an die Polymeroberfläche. Die Anheftung beruht zum einen auf elektrostatischer Anziehung und Van-der-Waals-Kräften, zum anderen bei Erregern mit hydrophober Oberfläche auf hydrophoben Interaktionen. In der zweiten Phase werden sowohl das Polymermaterial als auch die bereits anhaftenden Erreger von Plasma- und Bindegewebsproteinen bedeckt, die aus dem Wirt wie auch aus transfundierten Blutprodukten stammen können. Es handelt sich hierbei z. B. um Fibrinogen, Fibronektin, Thrombospondin und Von-Willebrand-Faktor.

Staphylokokken, insbesondere S. aureus, können mit diesen Proteinen wiederum mittels spezifischer Rezeptoren interagieren (Herrmann et al, 1988). Beispielsweise wurde gezeigt, dass das Protein A von S. aureus spezifische Rezeptoreigenschaften für den Von-Willebrand-Faktor aufweist (Hartleib et al., 2000).

Nachdem sich auf diese Weise die ersten Agglomerate von Staphylokokkenzellen auf der Katheteroberfläche gebildet haben, wird das weitere Wachstum des Biofilms durch verschiedene extrazelluläre Proteine und Polysaccharide der Erreger vermittelt. Für S. epidermidis wurde eines dieser Polysaccharide als „polysaccharide intercellular adhesin" (PIA) identifiziert und chemisch charakterisiert (Mack et al., 1996). PIA vermittelt die Aggregation und Clusterbildung der Bakterien. Chemisch handelt es sich um ein Glukosaminglykan. Durch die Sekretion von Schleimsubstanzen der Erreger wird der Biofilm gegen das Lumen abgeschirmt und ist daher für vorbeiströmende Antibiotika nur schwer zugänglich. Für die erhöhte Antibiotikaresistenz der im Biofilm eingebetteten Bakterien ist jedoch der reduzierte metabolische Zustand der Erreger vermutlich von grösserer Bedeutung (s. S. 109/110).

Neueste Forschungen konzentrieren sich auf die Entwicklung von Impfstoffen gegen die Kapselpolysaccharide 5 und 8 von S. aureus, die bei ca. 80 % der mit einer Septikämie assoziierten S.-aureus-Stämme vorkommen (Jones, 2002), sowie auf Impfstoffe gegen PIA. Durch die Infusion von Hyperimmunglobulinen gegen PIA kann es möglicherweise gelingen, die Biofilmbildung auf Katheteroberflächen zu unterbrechen.

Kernaussagen

Katheterassoziierte Infektionen entstehen auf drei Wegen:
- Verschleppung von Hautkeimen in den Stichkanal bei Anlage des Katheters,
- langsame Migration von Erregern entlang der Außenseite des Katheters während der nachfolgenden Liegezeit,
- Einschleppung von Erregern in das Lumen des Katheters durch Kontamination von Konnektionsstücken und Infusionslösungen.

Selten, aber möglich: Hämatogene Kolonisation des Katheters von einem katheterfernen Infektionfokus.

5 Prävention katheterassoziierter Infektionen

Evidenzbasierte Empfehlungen zu Präventionsmaßnahmen wurden vom US-amerikanischen HICPAC-Komitee (Healthcare Infection Control Practices Advisory Committee) im Einvernehmen mit zahlreichen Fachgesellschaften (Pearson et al., 1996; O'Grady et al., 2002), von der englischen Infection Control Nurses Association (Infection Control Nurses Association, 2001) und anderen Fachgesellschaften publiziert. Für Deutschland hat die Kommission für Krankenhaushygiene und Infektionsprävention beim Robert-Koch-Institut im Jahr 2002 unter Berücksichtigung der internationalen Leitlinien eine eigene Empfehlung formuliert, die im Nachfolgenden im Originaltext (farbig unterlegt) wiedergegeben wird (Kommission für Krankenhaushygiene, 2002).

Die Kategorisierung der Empfehlungen folgt folgendem Schema:

Kategorie IA: Nachdrückliche Empfehlung für alle Krankenhäuser. Die Empfehlungen basieren auf gut konzipierten experimentellen oder epidemiologischen Studien.

Kategorie IB: Nachdrückliche Empfehlung für alle Krankenhäuser. Die Empfehlungen werden von Experten und aufgrund eines Konsens-Beschlusses der Krankenhaushygiene-Kommission am Robert-Koch-Institut als effektiv angesehen und basieren auf gut begründeten Hinweisen auf deren Wirksamkeit. Eine Einteilung der entsprechenden Empfehlung in die Kategorie IB kann auch dann erfolgen, wenn wissenschaftliche Studien möglicherweise hierzu nicht durchgeführt worden sind.

Kategorie II: Empfehlungen zur Einführung/Umsetzung in vielen Kliniken. Die Empfehlungen basieren teils auf hinweisenden klinischen oder epidemiologischen Studien, teils auf nachvollziehbaren theoretischen Begründungen oder Studien, die in einigen, aber nicht allen Kliniken anzuwenden sind.

Kategorie III: keine Empfehlung oder ungelöste Fragen.

Kategorie IV: Anforderungen, Maßnahmen und Verfahrensweisen in Krankenhäusern, die aufgrund gesetzlicher Bestimmungen, durch autonomes Recht oder Verwaltungsvorschriften vorgeschrieben sind.

Prävention Gefäßkatheter-assoziierter Infektionen

Empfehlung der Kommission für Krankenhaushygiene und Infektionsprävention beim Robert Koch-Institut (RKI).

Dieser Text ersetzt nach Veröffentlichung im Bundesgesundheitsblatt im November 2002 die entsprechende Teilanlage zu Ziffer 5.1 der Richtlinie für Krankenhaushygiene und Infektionsprävention, veröffentlicht im Bundesgesundheitsblatt 28/1985 („Anforderungen der Krankenhaushygiene bei Infusionstherapie und Katheterisierung von Gefäßen").

1 Periphere Venenverweilkanülen

1.1 Hintergrund

Die nachfolgenden Ausführungen beziehen sich auf Kunststoffverweilkanülen.

Als Komplikationen bei der Verwendung peripherer Venenverweilkanülen können Obstruktionen der Kanüle, Phlebitiden, Weichteilinfektionen sowie Septikämien auftreten. Das Risiko einer durch Rötung, Schwellung und Schmerz an der Eintrittsstelle gekennzeichneten Phlebitis beträgt ca. 30 % bei 5-tägiger und ca. 50 % bei 10-tägiger Liegedauer (1). Ursächlich für die Entstehung einer Phlebitis sind in erster Linie physikochemische Faktoren (mechanische Irritation, Infusatzusammensetzung), während eine bakterielle Kolonisation des Kathetermaterials zum Zeitpunkt der Entfernung von Venenkanülen nur in ca. 5–7 % aller Anwendungen nachgewiesen wird (1,2,3). Septikämien im Zusammenhang mit peripher-venösen Verweilkanülen treten noch seltener auf (0–2 % aller Anwendungen) (2,4,5). Aufgrund der geringen Inzidenz von Infektionsereignissen gelang es nur in wenigen klinischen Studien, einen infektionsprophylaktischen Effekt einzelner hygienischer Interventionsmaßnahmen statistisch zu belegen. Bei den nachfolgenden Empfehlungen handelt es sich daher überwiegend um Empfehlungen aufgrund eines Expertenkonsensus (Kategorie IB) oder aufgrund von In-vitro-Daten oder hinweisenden klinischen Ergebnissen (Kategorie II).

1.2 Personalschulung, spezielles Katheterteam

Die Anlage und Pflege von Venenverweilkanülen durch speziell geschulte Katheterteams geht mit einer signifikanten Reduktion von Phlebitiden und Infektionsereignissen einher (6,7,8,9). In Analogie zu den Daten für zentralvenöse Katheter (s. dort) kann auch von einem infektionsprophylaktischen Effekt entsprechender Personalschulungen ausgegangen werden (10).

- Empfohlen werden regelmäßige Personalschulungen auf der Basis eines Hygieneplans zur Insertion und Pflege peripherer Venenverweilkanülen bzw. eines entsprechend ausführlichen Pflegestandards (Kategorie IB).

1.3 Kathetermaterial

Periphere Verweilkanülen aus Polytetrafluorethylen (PTFE) bzw. Tetrafluorethylen-Hexafluorpropylen-Kopolymeren (FEP)[1] oder Polyurethan haben im Vergleich mit solchen aus Polyvinylchlorid oder Polyethylen eine deutlich geringere Phlebitisrate und sind seltener mit Septikämien assoziiert (11,12,13). Vergleiche zwischen PTFE und Polyurethan fielen variabel aus, diese beiden Materialien sind somit vermutlich gleichwertig (3,16).

- Verweilkanülen aus PTFE oder Polyurethan sollen gegenüber solchen aus PVC oder Polyethylen bevorzugt werden (Kategorie IB).

1.4 Auswahl der Insertionsstelle

Erwachsene. Die Phlebitishäufigkeit ist bei Anlage am Unterarm deutlich höher als bei Anlage am Handrücken (1,3), dafür kommt es bei letztgenannter Positionierung signifikant häufiger zur Obstruktion der Kanüle (1). Das Infektionsrisiko (positive Katheterkultur nach Entfernung) ist bei beiden Insertionsstellen gleich (1,3). Ausreichende Daten zur Komplikationsrate bei Anlage an anderen Körperstellen existieren nicht (17). Überträgt man die Daten von zentralen Venenkathetern auf periphere Kanülen, so sprechen diese gegen eine Anlage an der unteren Körperhälfte (14,18,19).

Kleinkinder. Infektereignisse bei peripher-venösen Verweilkanülen sind extrem selten. Aufgrund von Kolonisationsstudien wird die Platzierung an der Kopfhaut, an der Hand oder am Fuß empfohlen (20).

- Periphere Venenverweilkanülen sollen bei Erwachsenen am Handrücken oder am Unterarm angelegt werden. Die Insertion an der unteren Extremität, am Oberarm oder in der Ellenbeuge soll vermieden werden (Kategorie IB).
- Bei Kleinkindern sollen periphere Verweilkanülen an der Kopfhaut, an der Hand oder am Fuß angelegt werden (Kategorie II).

---

[1] Beide Materialien werden unter der gleichen Handelsmarke (Teflon[R]) vertrieben.

1.5 Legen der Venenverweilkanüle

- Hygienische Händedesinfektion (Kategorie IA).
- Desinfektion der Einstichstelle mit Hautdesinfektionsmittel unter Beachtung der Einwirkzeit (Kategorie IB).
- Anlegen von Einmalhandschuhen zum Personalschutz vor blutassoziierten Erregern (Kategorie IV (UVV Gesundheitsdienst)).
- Einstichstelle vor Venenpunktion nicht mehr palpieren (Kategorie IB).
- Abdeckung des Areals um die Einstichstelle nicht erforderlich (Kategorie IB).
- Venenpunktion.

1.6 Verband

Unsterile Pflasterstreifen sind nach Anbruch im Klinikmilieu meist stark bakteriell kontaminiert und sollten daher nicht einstichnah zur Fixierung verwendet werden (21,22). Zwischen undurchsichtigen sterilen Gazeverbänden und Transparentverbänden konnten keine Unterschiede im Hinblick auf Phlebitis- und Infektionsrate dokumentiert werden (23). Die niedrigere Dislokationstendenz der Kanülen, der bessere optische Zustand der Verbände und die optische Beurteilbarkeit der Insertionsstelle stellen Argumente für die Verwendung von Transparentverbänden dar (24,25,26). Ältere Daten, aus denen eine höhere Haut- und/oder Katheterkolonisationsrate unter Transparentverbänden abgeleitet wurde (27,28,29), wurden neuerdings nicht mehr bestätigt (24,26).

- Die Punktionsstelle muss steril abgedeckt werden (Kategorie IB).
- Es können sowohl transparente als auch Gazeverbände verwendet werden (Kategorie IA).
- Eine punktionsnahe Applikation von unsterilen Pflasterstreifen ist zu vermeiden. Zur Fixierung können sterilisierte Pflasterstreifen eingesetzt werden (Kategorie IB).

1.7 Verbandwechsel und Pflege der Insertionsstelle

Verbände brauchen bei peripheren Verweilkanülen nur bei Bedarf (Verschmutzung, Ablösung, Infektverdacht) gewechselt zu werden (25). Zwischen verschiedenen Arten von Transparentverbänden fanden sich bei zentralen Venenkathetern keine klinischen Unterschiede, dies dürfte auch auf periphere Kanülen übertragbar sein (30). Die Applikation antibakterieller Cremes oder Salben beim Verbandwechsel ist ohne gesicherte Effektivität, kann jedoch die Kolonisierung mit resistenten Erregern fördern (31,32). Auch PVP-Jodlösung ist klinisch nicht effektiver als keine Behandlung der Insertionsstelle (33). Alkoholische Produkte führen nachgewiesenermaßen zur Reduktion der Hautkeimzahlen und zur Verringerung der Katheterkolonisationsrate (31,34), im Hinblick auf klinische Endpunkte (Phlebitis, Septikämie) existieren keine Daten.

- Die Verbände sollen täglich inspiziert und bei Gazeverbänden die Insertionsstelle im Hinblick auf Druckschmerz palpiert werden (Kategorie IB).
- Transparentverbände und Gazeverbände brauchen nicht routinemäßig, sondern nur bei Bedarf (Verschmutzung, Ablösung, Durchfeuchtung, Infektverdacht) gewechselt zu werden (Kategorie IB).
- Täglicher Wechsel bei eingeschränkter Kooperation des Patienten, wenn der Verband keine Inspektion der Einstichstelle ermöglicht (Kategorie IB).
- Hygienische Händedesinfektion vor und nach Verbandwechsel (Kategorie IB).
- Verbandwechsel mittels No-Touch-Technik oder mit sterilen Handschuhen (Kategorie IB).
- Ggf. Insertionsstelle mit steriler 0,9%ige NaCl-Lösung und sterilem Tupfer reinigen (Kategorie IB).
- Keine antibakteriellen Cremes oder Salben auf die Insertionsstelle aufbringen (Kategorie IB).
- Keine Aussage zur Behandlung der Einstichstelle mit antiseptischen Lösungen (Kategorie III).

1.8 Liegedauer von Venenverweilkanülen

Während früher eine erhöhte Phlebitis- und Infektionsrate bei einer Liegedauer von > 3 Tagen postuliert wurde (3), zeigen neuere Studien, dass das tagesspezifische Risiko einer Obstruktion, Phlebitis und Katheterkolonisation auch bei längerer Liegedauer gleich bleibt (1,5,35). Periphere Venenverweilkanülen können daher so lange liegen bleiben, wie sie klinisch benötigt werden (1).

- Venenverweilkanülen können so lange liegen bleiben, wie sie klinisch benötigt werden und keine Komplikationszeichen feststellbar sind (Kategorie IB).
- Die Indikation muss täglich neu überprüft werden (Kategorie IB).
- Notfallmäßig gelegte Verweilkanülen sollen baldmöglichst entfernt und ggf. an anderer Stelle neu gelegt werden, wenn die Erstplatzierung unter eingeschränkt aseptischen Bedingungen erfolgte (Kategorie IB).
- Sofortige Entfernung bei apparenter Phlebitis (Kategorie IB).

1.9 „Ruhen" von Venenverweilkanülen

Sofern Medikamente in Intervallform appliziert werden, können Kanülen mit einem sterilen Verschlussstopfen oder einem sterilen Mandrin verschlossen werden. Bei Verwendung eines Verschlussstopfens sollte die Verweilkanüle zuvor mit steriler Elektrolytlösung durchgespült werden. Die Verwendung einer verdünnten Heparinlösung (z.B. 10 U/ml) zeigte in 15 randomisierten Studien keinen Vorteil gegenüber NaCl-Lösung in Bezug auf Obstruktions- und Phlebitisrate (36). Es existieren keine wissenschaftlichen Daten über Mandrinverschlüsse, d.h. die Komplikationsrate bei längerer Liegedauer derartiger Verschlüsse und die maximal zulässige Liegezeit sind nicht definiert. Aufgrund vereinzelt aufgetretener Infektkomplikationen (schwerer Lokalinfekt, Sepsis) bei längerem "Ruhen" peripherer Verweilkanülen, die mit einem Mandrinverschluss versehen waren, erscheint es vernünftig, die maximal zulässige unbeobachtete Liegezeit für derartige Verschlüsse auf 24 h zu begrenzen.

- Bei Intervalltherapie mit i.v.-Medikamenten können Verweilkanülen mit einem sterilen Verschlussstopfen oder Mandrin verschlossen werden (Kategorie IB).
- Zur Intervallspülung reicht sterile Elektrolytlösung aus (Kategorie IA).
- Wird die Venenverweilkanüle > 24 h mit einem Mandrin oder Verschlussstopfen verschlossen, müssen Gazeverbände täglich gewechselt und die Einstichstelle inspiziert werden. Bei Beurlaubung nach Hause sind ggf. der Patient oder die Angehörigen in die Beurteilung einzuweisen (Kategorie IB).

2 Zentrale Venenkatheter

2.1 Hintergrund

Zentrale Venenkatheter sind für mehr als 90 % aller durch Gefäßzugänge verursachten Infektionen verantwortlich. In einer Inzidenzstudie, an der 25 Intensivstationen teilnahmen, wurde eine mittlere Septikämierate von 2,2 (95 % Vertrauensbereich 1,8–2,6) pro 1000 Kathetertage ermittelt (37). Die erhebliche Variationsbreite zwischen einzelnen Zentren ließ darauf schließen, dass Präventionsmöglichkeiten nicht überall in vollem Umfang genutzt wurden (37). Die durch Venenkatheterinfektionen verursachte zusätzliche Letalitätsrate wird in unterschiedlichen Studien mit 4–25 % beziffert (38,39,40).

Mit einem Venenkatheter assoziierte Infektionen können prinzipiell auf drei Wegen entstehen: 1. Beim extraluminalen Infektionsweg geht die Kolonisation des Katheters von der Einstichstelle aus, wobei Keime der Hautflora entlang der Außenseite des Katheters in die Tiefe wandern

(41,42). 2. Der luminale Infektionsweg gewinnt bei zunehmender Liegedauer des Katheters an Bedeutung. Die Keime gelangen z.B. durch Manipulationen am Konnektionsstück (Diskonnektion) in das Katheterlumen. Ex-vivo-Untersuchungen legen nahe, dass auch eine Kontamination der Flüssigkeit in den Infusionssystemen auftreten kann und als Quelle der Besiedlung von Kathetern in Frage kommt (43). 3. Katheterferne Infektionsherde können über eine Bakteriämie zur Besiedlung des Katheters führen (44).

2.2 Personal

Die in den USA vielerorts praktizierte Anlage und Pflege von i.v.-Kathetern durch speziell geschulte Katheterteams führte in randomisierten Studien zur signifikanten Reduktion katheterassoziierter Infektionen (6,7,45,46). Da diese Strategie zur Infektionsvermeidung in Deutschland bislang nicht etabliert werden konnte, sollten regelmäßige Schulungen des Personals erfolgen, die in entsprechenden Studien ebenfalls einen signifikanten infektionspräventiven Effekt hatten (47,48).

- Empfohlen werden regelmäßige Schulungen von Ärzten und Pflegekräften bezüglich Indikation, Anlage und Pflege zentralvenöser Katheter (Kategorie IA).

2.3 Kathetermaterial, Katheterart

In-vitro- und In-vivo-Untersuchungen belegen eine verstärkte Adhäsion von Mikroorganismen an Kathetern aus Polyvinylchlorid (PVC) oder Polyethylen im Vergleich zu solchen aus Polyurethan (49,50). Die Unterschiede in den Adhäsionseigenschaften der Materialien spielen allerdings möglicherweise nach Blut-/Fibrindeposition auf der luminalen Oberfläche eine geringere Rolle als früher angenommen (50,51). In der Regel werden heute Katheter aus Polyurethan oder Silikon verwendet. Obwohl es in mehreren nicht randomisierten Untersuchungen zu einer bis zu 6-fach höheren Septikämierate bei Verwendung von Triple-Lumen-Kathetern im Vergleich zu Single-Lumen-Kathetern kam (19,52,53), zeigten zwei randomisierte prospektive Studien gleich hohe Kolonisations- und Septikämieraten für Triple- und Single-Lumen-Katheter (54,55). Eine prospektive, nicht randomisierte Studie zeigte lediglich einen nicht signifikanten Trend zu einer erhöhten Katheterkolonisierungs- und Septikämierate bei Verwendung von Triple-Lumen-Kathetern (56). Bei stringenter klinischer Indikationsstellung und strikter Einhaltung der Hygienemaßnahmen spricht daher aus infektionspräventiver Sicht nichts gegen den Einsatz von Doppel- oder Triple-Lumen-Kathetern.

Inwieweit der Einsatz antimikrobiell beschichteter Katheter bzw. silber-beschichteter subkutaner Kathetermanschetten sinnvoll ist und welche Patientenkollektive hierfür in Frage kommen, ist nach wie vor Gegenstand der Diskussion (57,58,59,60,61,62,63,64).

- Zentrale Venenkatheter aus Silikon oder Polyurethan sind gegenüber solchen aus PVC oder Polyethylen zu bevorzugen (Kategorie IA).
- Wenn möglich, sollten Single-Lumen-Katheter verwendet werden. Bei stringenter Indikationsstellung können Doppel- oder Triple-Lumen-Katheter verwendet werden (Kategorie IB).
- Keine Aussage zu antimikrobiell oder antiseptisch beschichteten Kathetern (Kategorie III).
- Keine Aussage zur Verwendung silberbeschichteter Kollagenmanschetten (Kategorie III).

2.4 Wahl der Insertionsstelle

Prospektive Kohortenstudien haben gezeigt, dass die V. subclavia der V. jugularis oder der V. femoralis zur Anlage eines zentralen Venenkatheters im Hinblick auf Katheterinfektionsraten vorzuziehen ist (19,65,66). Die Kolonisations- und Bakteriämieraten sind bei Katheterinsertion in die V. femoralis am höchsten (19). Bei der Wahl der Einstichstelle sind jedoch die infektiologischen Risiken gegen das Risiko für mechanische Komplikationen (Pneumothorax, versehentliche Arterienpunktion, Thrombose, Luftembolie) abzuwägen. Die Insertion zentraler Venenkatheter in periphere Venen ist aus infektiologischer Sicht nicht risikoreicher als diejenige in zentrale Venen, wird jedoch aufgrund der erhöhten Rate lokaler Komplikationen (Thrombose, Phlebitis) heute im Allgemeinen vermieden (67).

- Aus infektionspräventiver Sicht ist als Insertionsstelle die V. subclavia zu bevorzugen (Kategorie IB).

2.5 Legen des zentralen Venenkatheters

Die Häufigkeit einer katheterassoziierten Infektion kann signifikant gesenkt werden, wenn sich die durchführende Person steril einkleidet (langärmeliger steriler Kittel, Mund- Nasenschutz, Haube, sterile Handschuhe) und ein großes steriles Abdecktuch verwendet wird. Hierdurch konnte bei zentralen Venenkathetern die Septikämierate um den Faktor 6,3 gesenkt werden (68). Eine systemische Antibiotikaprophylaxe vor der Katheterinsertion kann aufgrund der widersprüchlichen Datenlage nicht empfohlen werden (70,71).

- Keine systemische Antibiotikaprophylaxe vor der Insertion (Kategorie III).
- Vor dem Anlegen der Schutzkleidung hygienische Händedesinfektion (Kategorie IA).
- Anlegen von Mund-Nasen-Schutz, Haube, sterilem Kittel und sterilen Handschuhen durch die handelnde Person (Kategorie IA).
- Desinfektion der Einstichstelle mit Hautdesinfektionsmittel unter Beachtung der Einwirkzeit (Kategorie IB).
- Abdeckung mit großem sterilen Tuch (Kategorie IA).
- Punktion und Insertion des Katheters.
- Sichere Fixierung des Katheters (Kategorie IB)

2.6 Verband

Aus der älteren Literatur ließ sich eine erhöhte Infektionsrate bei Verwendung von Transparent- im Vergleich zu Gazeverbänden ableiten (72). Ursache hierfür war vermutlich eine zu geringe Wasserdampfdurchlässigkeit der verwendeten Transparentverbände, die eine Flüssigkeitsakkumulation an der Insertionsstelle mit konsekutiver Keimvermehrung begünstigte (27,73). Mit neueren, hochpermeablen Transparentverbänden aus Polyurethan ergab sich dagegen kein Anhalt für eine erhöhte Katheterkolonisationsrate (30,74). Hydrokolloidverbände sind als Katheterverbände ungeeignet (75,76,77).

- Zentrale Venenkatheter können mit einem wasserdampfdurchlässigen Transparentverband oder einem Gazeverband versorgt werden (Kategorie IB).

2.7 Verbandwechsel und Pflege der Insertionsstelle

Gazeverbände werden meist alle 48 bis 72 Stunden gewechselt (27,74,78,79,80). Es existieren jedoch keine wissenschaftlichen Daten, aus denen die Notwendigkeit eines bestimmten Wechselintervalls für Gazeverbände ableitbar ist. Transparentverbände wurden über 5 Tage (74), 7 Tage (73) und 10 Tage (81) belassen, ohne dass vermehrt Komplikationen beobachtet wurden. Mehrere Autoren befürworten einen routinemäßigen Wechsel von Transparentverbänden nach spätestens 7 Tagen, da es bei längerer Belassung oft zur Ablösung kommt (73,76,77,81). Auf die Insertionsstelle aufgebrachte antibiotikahaltige Salben besitzen eine unsichere Wirksamkeit (82) und können zur Selektion resistenter Keime einschließlich Candida spp. beitragen (83). Sie werden daher zur Pflege der Insertionsstelle nicht mehr empfohlen. Mupirocin reduziert die Katheterkolonisationsrate signifikant (84), auch bei dieser Substanz besteht jedoch die Gefahr der Resistenzentwicklung (85). Für verschiedene Antiseptika, z. B. PVP-Jod (79), Alkohol, wässriges Chlorhexidin (78), antiseptische Mischpräparate (86) und einen mit Chlorhexidin imprägnierten aufklebbaren Schwamm (87) wurde eine infektionspräventive Wirksamkeit nachgewiesen. Aus pragmatischen Gründen (Schmiereffekt, Ablösen des Verbandes) ist die Anwendung antiseptischer Salben bei Verwendung von Transparentverbänden nicht sinnvoll.

- Die Verbände sollen täglich inspiziert und bei Gazeverbänden die Insertionsstelle palpiert werden (Kategorie IB).
- Keine Aussage zur Wechselfrequenz von Gazeverbänden bei bewusstseinsklaren, kooperativen Patienten (Kategorie III).
- Täglicher Verbandwechsel von Gazeverbänden bei eingeschränkter Kooperation des Patienten (Bewusstseinsstörung, Beatmung) (Kategorie IB).
- Bei Druckschmerz, Fieber unklarer Ursache oder Sepsis, Gazeverband entfernen und Inspektion der Einstichstelle (Kategorie IB).
- Routinemäßiger Wechsel von Transparentverbänden spätestens nach 7 Tagen (Kategorie IB).
- Sofortiger Verbandwechsel bei Verschmutzung, Durchfeuchtung, Ablösung oder Infektionsverdacht (Kategorie IB).
- Aseptisches Vorgehen bei Verbandwechsel („periphere Venenverweilkanülen").
- Applikation von Antiseptika – bevorzugt alkoholische Hautdesinfektionsmittel – auf die Insertionsstelle bei Verbandwechsel (Kategorie II).
- Bei Transparentverbänden keine Salben verwenden (Kategorie IB).

2.8 Liegedauer und Wechsel von zentralen Venenkathetern

Ein routinemäßiger Wechsel von zentralen Venenkathetern führt nicht zu einer Verringerung der Inzidenz klinischer Infektionsereignisse (80,88,89). Bei sichtbarer Entzündung an der Kathetereintrittsstelle bzw. Tunnelinfektion ist der Katheter sofort zu entfernen und ggf. ein Katheter an anderer Stelle neu zu legen (90).
Inwieweit notfallmäßig gelegte zentrale Venenkatheter gewechselt werden müssen, ist nicht untersucht. Es erscheint vernünftig, einen Wechsel zu fordern, wenn die Insertion unter eingeschränkt aseptischen Bedingungen erfolgte.

- Kein routinemäßiger Wechsel zentraler Venenkatheter nach bestimmten Zeitintervallen (Kategorie IA).

- So bald wie möglich Wechsel von Kathetern, die unter eingeschränkt aseptischen Notfallbedingungen gelegt wurden (Kategorie IB).
- Die Indikation eines zentralen Venenkatheters muss täglich neu geprüft werden (Kategorie IB).
- Bei sichtbarer Entzündung an der Eintrittstelle bzw. Tunnelinfektion sofortige Entfernung des Katheters und ggf. Neuanlage an anderer Stelle (Kategorie IB).
- Bei klinischem Verdacht auf katheterassoziierte Infektionen und unauffälliger Insertionsstelle differenziertes Vorgehen in Abhängigkeit von mikrobiologischen und klinischen Gesichtspunkten. Es wird auf die entsprechenden Empfehlungen von Fachgesellschaften hierzu verwiesen (90,91).

2.9 Spülung von zentralen Venenkathetern

Eine Thrombusbildung in liegenden Kathetern geht mit einer erhöhten Rate katheterassoziierter Infektionen einher (92). Die Verwendung von verdünntem Heparin zur Spülung von Kathetern ist hinsichtlich der Vermeidung einer Katheterokklusion jedoch nicht effektiver als die Spülung mit physiologischer Kochsalzlösung (93,94). Aufgrund möglicher Blutungskomplikationen sollten Heparinspülungen daher vermieden werden (95). Vor allem bei neonatologischen und onkologisch-pädiatrischen Patienten wurden verdünnte Heparin-Antibiotikalösungen zur Spülung zwischen Infusionen oder als Zugabe zu Infusionslösungen eingesetzt (96,97,98,99,100). Der Wert dieser Maßnahmen kann derzeit noch nicht definitiv beurteilt werden. Gleiches gilt für die routinemäßige Anwendung der „antibiotic lock technique"[2] zur Prävention von Katheterinfektionen (101,102).

- Falls notwendig, soll zur Spülung von Kathetern sterile physiologische Elektrolytlösung verwendet werden (Kategorie IA).
- Keine Aussage zur intermittierenden Spülung mit verdünnten Antibiotika- und/oder Heparinlösungen oder anderen Formen des präventiven i.v.-Einsatzes verdünnter Antibiotika (Kategorie III).
- Keine Aussage zur präventiven Anwendung der "antibiotic lock technique" (Kategorie III).

2.10 Neuartige Konnektionsstücke

Die Indikation und der infektionspräventive Effekt neu entwickelter Konnektionsstücke können derzeit noch nicht beurteilt werden (103,104,105).

---

[2] Bei der "antibiotic lock technique" wird das Katheterlumen über definierte Zeitintervalle mit konzentrierten Antibiotikalösungen geblockt. Einzelheiten s. (101).

2.11 Intermittierende Infusionen und „Ruhen" von zentralen Venenkathetern

Sofern intermittierende Applikationen, z.B. von Kurzinfusionen, über mehr als etwa 30 Tage durchzuführen sind, sollte die Anlage von partiell oder komplett implantierten Systemen erwogen werden. Inwieweit zentrale Katheter über kurze Zeiträume intermittierend genutzt werden können, ohne dass zwischenzeitlich Infusionen verabreicht werden, ist nicht untersucht. Bei neuartigen, verlängerten peripheren Kathetern, die in Kombination mit Spezialkonnektoren verwendet werden, scheint eine bis zu 7-tägige intermittierende Nutzung im Rahmen ambulanter bzw. tagesklinischer Therapieverfahren möglich zu sein (106). Über die Stillegung einzelner Stränge von Triple-Lumen-Kathetern existieren keine Daten. Es erscheint vernünftig, derartige Stillegungsintervalle so kurz wie möglich ($\leq$ 24 h) zu halten.

- Keine Aussage zur Stillegung einzelner Stränge von zentralen Venenkathetern oder zum „Ruhen" von Kathetern zwischen Medikamentenapplikationen (Kategorie III).

3 Arterielle Katheter und Pulmonalarterienkatheter

3.1 Hintergrund

Arterielle Katheter. Im Vergleich mit zentralvenösen Kathetern ist die Infektionsrate bei arteriellen Kathetern bei vergleichbarer Liegedauer deutlich niedriger (107). Katheterassoziierte Infektionen bei Arterienkathetern werden begünstigt durch eine Entzündung im Bereich der Eintrittsstelle, eine Verweildauer von > 4 Tagen und eine chirurgische Anlagetechnik („cut-down") (108,109). Die Inzidenz von katheterassoziierten Infektionen bzw. Septikämien im Zusammenhang mit arteriellen Kathetern beträgt je nach Studie zwischen 4 und 35 % bzw. 0 und 5,4 % (108,110,111,112,113,114). In einer prospektiven Studie an Kindern wurde eine relativ niedrige Infektionsrate arterieller Katheter gefunden (Kolonisationsrate 5 %, lokale Infektionen 2,4 %, mögliche katheterassoziierte Sepsis 0,6 %) (115).

Eine spezielle Indikation für die Insertion von Kathetern in Arterien, die bestimmte Perfusionsgebiete versorgen, besteht bei der gezielten Tumorchemotherapie und bei der Embolisationstherapie von Fremdgeweben, Gefäßmalformationen u.ä..

Pulmonalarterienkatheter. Sie werden über ein Einführbesteck angelegt und verbleiben in der Regel nur wenige Tage. In verschiedenen Studien wurde die Katheterspitze bei der Entfernung kultiviert, hierbei zeigte sich in 12–22 % der Fälle bereits nach ca. 3- bis 4-tägiger Liegedauer eine signifikante Kolonisation der Katheterspitze (109,116,117). Die Rate katheterassoziierter Septikämien wird mit 0,1–0,66 pro 100 Kathetertage angegeben und ist damit im Mittel deutlich höher als diejenige zentralvenöser Katheter (116,118). Als Risikofaktoren für eine katheterassoziierte Infektion gelten eine Liegedauer von > 4–7 Tagen (74,109,117, 118), eine Kolonisierung der Insertionsstelle (74,117) sowie der Verzicht auf maximale hygienische Vorsichtsmaßnahmen bei der Anlage (117) (Abschnitt 2).

3.2. Personal, Kathetermaterial, Katheterart

Da keine speziellen Daten für arterielle Katheter vorliegen, kann der Wert von Personalschulungen nicht beurteilt werden. Es erscheint sinnvoll, ähnliche Anforderungen zu stellen, wie bei zentralen Venenkathetern (Kapitel 1 und 2). Studien zum Einfluss verschiedener Materialien auf die Infektionsrate existieren nicht.

- Keine Aussage zur Verwendung bestimmter Materialien bei arteriellen Kathetern und Pulmonalarterienkathetern (Kategorie III).
- Empfohlen werden regelmäßige Schulungen von Ärzten und Pflegekräften bezüglich Indikation, Anlage und Pflege der Katheter (Kategorie IB).

3.3 Wahl der Insertionsstelle

Im Gegensatz zu zentralvenösen Kathetern spielt die Auswahl der Insertionsstelle für arterielle Katheter (obere vs. untere Extremität, insbesondere femoral) keine wesentliche Rolle für die Rate an katheterassoziierten Infektionen (112,119,120).Die Insertionsstelle arterieller Katheter kann aus infektiologischer Sicht frei gewählt werden (Kategorie IB). Pulmonalarterienkatheter werden in der Regel von der V. jugularis interna oder von der V. subclavia aus gelegt. Während bei zwei Studien über eine höhere Infektionsrate bei Anlage über die V. jugularis berichtet wurde (112,117), fanden andere Autoren keinen Unterschied zwischen diesen Insertionsstellen (113,118,121).

- Keine Empfehlung zur Insertionsstelle (V. subclavia versus V. jugularis) von Pulmonalarterienkathetern aus infektiologischer Sicht (Kategorie III).

3.4 Auswahl des Druckmesssystems (Einweg- versus Mehrweg-System)

Es gibt Berichte über Häufungen von katheterassoziierten Infektionen mit gramnegativen Stäbchenbakterien, die eindeutig auf eine Kontamination der verwendeten Mehrwegsysteme infolge mangelhafter hygienischer Aufbereitung der Druckaufnehmer zurückzuführen waren (122,123,124).

- Einweg-Artikel sollten gegenüber Mehrweg-Systemen bevorzugt werden (Kategorie IB).
- Mehrweg-Druckmesssysteme müssen unter Berücksichtigung der Herstellerangaben aufbereitet und sterilisiert werden (s. Empfehlung zur Aufbereitung von Medizinprodukten) (Kategorie IB).

3.5 Pflege des Druckmesssystems

Die Anzahl der Manipulationen am Kathetersystem muss auf ein Minimum beschränkt bleiben (123). Sofern erforderlich, sollten Blutentnahmen bevorzugt mittels eines geschlossenen Systems und nicht aus Dreiwegehähnen erfolgen (125). Wenn Dreiwegehähne im System eingebaut sind, müssen diese als Sterilfeld betrachtet und die Öffnungen bei Nichtgebrauch immer mit einer sterilen Spritze oder einem sterilen Verschlussstopfen geschlossen sein (123). Der infektionspräventive Effekt neu entwickelter Konnektionsstopfen, die einen nadelfreien Zugang zum System über ein Membranventil ermöglichen, kann derzeit noch nicht beurteilt werden (103).

- Geschlossene Systeme sind gegenüber solchen mit Dreiwegehähnen zu bevorzugen (Kategorie IB).
- Das komplette Drucksystem (Schlauchleitungen, Druckaufnehmer, Spüllösung) muss aseptisch gehandhabt werden (Kategorie IB).
- Wird das Schlauchsystem zur Blutabnahme über eine Gummimembran angestochen, so muss diese zuvor einer Desinfektion mit einem geeigneten Desinfektionsmittel auf alkoholischer Basis unter Beachtung der Einwirkzeit unterzogen werden.

3.6 Insertion, Verband, Verbandwechsel, Pflege der Insertionsstelle

Es existieren keine speziellen Daten für langstreckige arterielle Katheter, sodass empfohlen wird, sich bei der Insertion analog wie bei zentralen Venenkathetern zu verhalten (steriler Kittel, Mund-Nasen-Schutz, Haube, sterile Handschuhe, großes steriles Lochtuch zur Abdeckung). Für

Pulmonalarterienkatheter wurde eine verringerte Kolonisationsrate der Katheter bei diesem Vorgehen nachgewiesen (68). Untersuchungen zur Verbandtechnik bei peripher-arteriellen Kathetern liegen nicht vor. Bei Pulmonalarterienkathetern wurden Gazeverbände mit transparenten Folienverbänden aus Polyurethan im Hinblick auf die Hautkolonisation an der Insertionsstelle, die Rate von Katheterkolonisationen und die Septikämierate verglichen (74). Die Gazeverbände wurden 2-täglich, die Folienverbände 5-täglich gewechselt. Es fand sich kein Unterschied in der Rate von Lokalinfektionen und katheterassoziierten Septikämien. Die Autoren wiesen jedoch darauf hin, dass hochpermeable moderne Folienverbände verwendet werden sollten, da bei älteren Folienverbänden eine verstärkte Hautkolonisation unter dem Verband auftritt (74).

- Die Insertion von langstreckigen arteriellen Kathetern und Pulmonalarterienkathetern muss unter sterilen Kautelen wie bei zentralen Venenkathetern (s. dort) erfolgen (Kategorie IA).
- Kurze peripher-arterielle Katheter werden mit sterilen Handschuhen gelegt (Kategorie IB).
- Die Insertionsstelle von arteriellen Kathetern und Pulmonalarterienkathetern kann mit Gaze oder mit einem hochpermeablen Folienverband aus Polyurethan abgedeckt werden (Kategorie IB).
- Keine Aussage zur Wechselfrequenz von Gazeverbänden bei bewusstseinsklaren, kooperativen Patienten.
- Täglicher Verbandwechsel von Gazeverbänden bei eingeschränkter Kooperation des Patienten (Bewusstseinsstörung, Beatmung) (Kategorie IB).
- Bei Druckschmerz, Fieber unklarer Ursache oder Sepsis sowie bei Durchfeuchtung, Verschmutzung oder Lockerung Gazeverband entfernen und Inspektion der Einstichstelle (Kategorie IB).
- Routinemäßiger Wechsel von Transparentverbänden spätestens nach 7 Tagen (Kategorie IB).
- Aseptisches Vorgehen bei Verbandwechsel (periphere Verweilkanülen, Kap. 1.7) (Kategorie IB).

3.7 Spüllösung

Die Verwendung glukosehaltiger Spüllösungen über das arterielle Drucksystem begünstigt die Besiedlung des Systems und eine katheterassoziierte Infektion mit Candida species oder Bakterien (122,123,126,127). Der Zusatz von Heparin zur Spüllösung (z. B. 1 U/ml Heparin in 0,9 % Natriumchloridlösung) vermindert die Koagelbildung und verlängert die Nutzungsdauer arterieller Katheter (36,128,129). Ein gleichartiger Effekt kann durch Zusatz von 1,4 % Natriumzitrat zur Spüllösung erzielt werden

(130). Da auch die Anzahl der erforderlichen Manipulationen am System verringert wird, erscheint der Zusatz von Antikoagulantien aus infektionspräventiver Sicht sinnvoll, obwohl die Infektionsrate als Endpunkt nicht speziell untersucht wurde.

- Als Spüllösungen dürfen keine glukosehaltige Lösungen verwendet werden (Kategorie IB).
- Ein Zusatz von Heparin zur Spüllösung (z.B. 1 U/ml in 0,9% NaCl-Lösung) wird zur Verminderung der Koagelbildung empfohlen (Kategorie IB).

3.8 Liegedauer und Wechsel von arteriellen Kathetern und Pulmonalarterienkathetern

Arterielle Katheter weisen bei längerer Liegedauer eine vermehrte Kolonisation an der Katheterspitze auf (108,109,131). Wird der in das System integrierte Dreiwegehahn für häufige Blutabnahmen genutzt, kommt es auch hier rasch zu einer Kolonisation des Ansatzkonus (111). Klinische Infektionsereignisse sind jedoch auch bei einer Liegedauer der Systeme bis zu 9 Tagen so selten, dass eine Empfehlung zum routinemäßigen Wechsel der Dreiwegehähne oder des gesamten Systems nach bestimmten Zeitintervallen wissenschaftlich nicht begründet ist (131). Die wenigen vorliegenden Daten für Kinder sprechen für eine niedrige Infektionsrate und weisen ebenfalls darauf hin, dass sich die Rate nach Tag 4 nicht wesentlich ändert (115).

- Arterielle Katheter können so lange verbleiben, wie sie klinisch benötigt werden (Kategorie IB).
- Ein routinemäßiger Wechsel arterieller Katheter ist nicht notwendig (Kategorie IB).
- Die Indikation muss täglich neu geprüft werden (Kategorie IB).
- Sofortige Entfernung und ggf. Neuanlage an anderer Stelle bei sichtbarer Entzündung an der Eintrittsstelle (Kategorie IA).

Pulmonalarterienkatheter zeigen ebenfalls bei einer Liegedauer von > 4 Tagen eine vermehrte Kolonisation der Katheterspitze; klinische Infektionsereignisse sind jedoch selten (74,109,118,132). Eine randomisierte Studie, in der Pulmonalarterienkatheter routinemäßig alle 72 Stunden gewechselt wurden, erbrachte lediglich den Hinweis auf eine höhere Infektionsrate bei Wechsel über einen Führungsdraht und eine höhere Rate an mechanischen Komplikationen bei Insertion an einer neuen Stelle (80). Die in der Literatur empfohlene Liegedauer schwankt daher zwischen 4 Tagen (74) und bis zu 7 Tagen (109).

- Pulmonalarterienkatheter sollen spätestens nach 7 Tagen entfernt und, falls klinisch notwendig, neu angelegt werden (Kategorie IB).
- Sofortige Entfernung und ggf. Neuanlage an anderer Stelle bei sichtbarer Entzündung an der Eintrittsstelle (Kategorie IB).

3.9 Wechsel der Druckaufnehmer und des Schlauchsystems

In einer Kohortenstudie wurde trotz regelmäßigen täglichen Austauschs des Leitungssystems (ohne Austausch des Druckdomes) nach durchschnittlicher Verwendung über 6,5 Tage eine Kontaminationsrate der Infusionsflüssigkeit von 23,5 % gefunden (131). Ein regelmäßiger Wechsel des kompletten Systems verhindert die Kontamination. Die Kontaminationsrate steigt nach mehreren Studien bei Verwendung des Druckmesssystems über 4 Tage hinaus an (133,134,135,136).

- Ein Wechsel der Druckaufnehmer, des Schlauchsystems und der Spüllösung muss mindestens alle 96 h erfolgen (Kategorie IB).

4 Hämodialysekatheter

4.1 Hintergrund

Als temporärer Gefäßzugang werden für die Durchführung der extrakorporalen, venovenösen Dialyseverfahren großlumige perkutane Katheter verwendet. Subkutan implantierte, getunnelte Systeme werden bei längerer Verweildauer bevorzugt. Hinsichtlich des Vorgehens bei der Insertion und des Einsatzes von geschultem Personal bei der Katheterpflege gelten die gleichen Hygieneanforderungen wie für zentrale Venenkatheter (Abschnitt 2). Im Folgenden soll lediglich auf einige Besonderheiten der Dialysekatheter eingegangen werden.

4.2 Katheterart, Kathetermaterial

Getunnelte Katheter zeigten in einer retrospektiven Studie eine geringere Infektionsrate an der Eintrittstelle; Unterschiede in der Septikämierate im Vergleich zu nicht getunnelten Kathetern bestanden nicht (137). Die Indikation zur Anlage getunnelter Katheter sollte daher von der Grunderkrankung, der voraussichtlichen Liegedauer und dem Allgemeinzustand des Patienten abhängig gemacht werden. Das weichere Silikon (138) wird für die getunnelten Katheter gegenüber Fluorpolymeren oder Polyurethan bevorzugt. Bei getunnelten Kathetern war die Verwendung von Silikonmaterial im Vergleich zu Teflon oder Polyurethan auch mit einer geringeren Infektionsrate an der Eintrittsstelle assoziiert. Es handelte sich hierbei allerdings um deskriptive, nicht kontrollierte Studien (138,139). Bei nicht getunnelten Kathetern wird Polyurethan bevorzugt (138).

Eine Silberbeschichtung getunnelter Katheter führte in einer randomisierten prospektiven Studie nicht zu einer Reduktion der Katheterkolonisation bzw. einer Senkung der Infektionsraten im Vergleich zu nicht beschichteten Kathetern (140). Über eine höhere Thrombosierungsrate der doppellumigen Katheter liegen keine exakten Daten vor. Es bleibt der Erfahrung des jeweiligen Zentrums überlassen, welche Katheter verwendet werden.

- Getunnelte Katheter sind bei voraussichtlich längerer Liegedauer zu bevorzugen (Kategorie IB).
- Als Kathetermaterial bei getunnelten Kathetern sollte bevorzugt Silikon eingesetzt werden (Kategorie II).
- Derzeit keine Empfehlung zum Einsatz silberbeschichteter Katheter (Kategorie III).

4.3 Wahl der Insertionsstelle

Bei an der oberen Körperhälfte angelegten Dialysekathetern treten katheterassoziierte Septikämien etwa ebenso häufig auf wie bei anderen zentralen Venenkathetern (ca. 2 pro 1000 Kathetertage) (141). Dialysekatheter in der Femoralvene haben demgegenüber eine höhere Infektions- und Komplikationsrate (142).

- Im Normalfall sollten Dialysekatheter an der oberen Körperhälfte gelegt werden (Kategorie IB).
- Im Ausnahmefall können andere zentrale Venen katheterisiert werden (Kategorie IB).

4.4 Legen eines Dialysekatheters

Für das Vorgehen bei der Insertion nicht getunnelter Katheter gelten die gleichen Hygieneanforderungen wie für zentrale Venenkatheter (Abschnitt 2).

- Getunnelte Katheter müssen mindestens in einem Eingriffsraum unter Einhaltung aller für eine OP geltenden Hygieneanforderungen gelegt werden (Kategorie IB).

4.5 Verband, Verbandwechsel, Pflege der Insertionsstelle

Es gibt keine Studien zum Einfluss verschiedener Verbandstypen auf die Infektionsrate. Üblicherweise werden kommerziell erhältliche Gaze-/Pflasterverbände verwendet, die eine sichere Fixierung der austretenden Katheterschenkel ermöglichen.

Studien zur optimalen Frequenz von Verbandwechseln liegen speziell für Dialysekatheter nicht vor. Nach der Neuanlage empfiehlt sich in den ersten Tagen die tägliche Inspektion und der Verbandwechsel. Blut oder Sekret an der Kathetereintrittsstelle können mit physiologischer Kochsalzlösung und einem sterilen Tupfer entfernt werden. Aus Gründen der Praktikabilität und der im Vergleich zu Nicht-Dialysekathetern erhöhten Gefahr von Infektionen an der Eintrittsstelle erscheint im weiteren Verlauf ein Verbandwechsel nach jeder Dialyse sinnvoll. Bei kontinuierlicher Dialyse empfiehlt sich beim Verbandwechsel ein Vorgehen wie bei zentralen Venenkathetern (Abschnitt 2.7).

Die Applikation von PVP-Jod-Salbe auf die Eintrittstelle reduzierte in einer randomisierten kontrollierten Studie die Inzidenz katheterassoziierter Infektionen (79). Einen gleichartigen Effekt wie PVP-Jodsalbe hatte in einer prospektiven randomisierten Studie auch Mupirocin-Salbe (143), die jedoch aufgrund der Gefahr von Resistenzentwicklungen vom Hersteller nicht mehr für kutane Applikationen empfohlen wird. Obwohl speziell für Dialysekatheter keine Studien mit anderen Antiseptika zur Verfügung stehen, sind diese in Analogie zu zentralen Venenkathetern vermutlich ebenso für die Desinfektion der Eintrittsstelle beim Verbandwechsel geeignet (Abschnitt 2).

- Dialysekatheter sollen mit einem sterilen Gaze-/Pflasterverband versorgt werden (Kategorie IB).
- Aseptisches Vorgehen bei Verbandwechsel (Kap. 1.7) (Kategorie IB).
- Zur Frequenz der Verbandwechsel s. Kap. 2.7.
- Beim Verbandwechsel Applikation von Antiseptika auf die Eintrittsstelle (Kategorie IB).

Blutabnahmen oder Infusionen über den Dialysekatheter, die nicht durch die Dialyse oder durch einen Notfall bedingt sind, sollen vermieden werden. Auf eine fachgerechte Blockung des Dialysekatheters ist nach den Dialysen zu achten, da das Risiko einer Thrombosierung, einer Infektion, einer Blutung sowie einer Luftembolie durch einen nicht ausreichenden Verschluss groß ist (Kategorie IB).

4.6 Liegedauer und Wechsel von Dialysekathetern

Ein routinemäßiger Wechsel ist aufgrund der Komplikationsgefahr bei Reinsertion großlumiger Katheter nicht untersucht worden.

- Kein routinemäßiger Wechsel von Hämodialysekathetern (Kategorie IB).
- Sofortige Katheterentfernung bei purulenter Tunnelinfektion (Kategorie IB).

- Bei bestätigter katheterassoziierter Septikämie im Normalfall Entfernung eines nicht getunnelten Katheters und Neuinsertion an anderer Stelle (Kategorie IB).

4.7 Vorgehen zwischen den Dialysen

Zwischen den Dialysen werden die Katheterschenkel bzw. das singuläre Lumen in der Regel mit verdünnter Heparinlösung befüllt und mit einem sterilen Verschlussstopfen verschlossen. Heparindosis und Füllmenge sind individuell in Abhängigkeit vom Kathetertyp und dem Füllvolumen des Katheters festzulegen. Bei heparininduzierter Thrombozytopenie sollte der Katheter nur mit Kochsalzlösung geblockt werden. Vor jeder Dialyse ist die Blocklösung zu entfernen. Zum Schutz vor mechanischer Beanspruchung werden die Schenkel zwischen den Dialysen in geeigneter Weise fixiert.

- Zwischen den Dialysen Blockung des Katheters mit steriler Heparin/ 0,9%ige NaCl-Lösung (Kategorie IB).
- Verschluss der Schenkel mit sterilen Verschlussstopfen (Kategorie IB).

5 Nabelgefäßkatheter

5.1 Hintergrund

Die Nabelgefäße von Neugeborenen werden oft zur Anlage von Gefäßkathetern benutzt, da sie relativ einfach kanülierbar sind und sich daher gut zur Verabreichung von Medikamenten bei Notfällen unmittelbar nach der Geburt und zur Gabe von Infusionslösungen bei kritisch kranken Früh- und Neugeborenen eignen. Weiterhin ermöglichen sie eine arterielle Blutdruckmessung über einen Nabelarterienkatheter bzw. eine Messung des zentralvenösen Drucks über Nabelvenenkatheter und dienen zur Entnahme von Blutproben.

Der Nabel wird nach der Geburt rasch mit Bakterien kolonisiert. Eine Kolonisierung der Katheter scheint häufig aufzutreten; die Kolonisierungsraten werden in der Literatur mit 40–55% für Nabelarterienkatheter (144,145,146) und mit 22–59% für Nabelvenenkatheter (145,146,147) beziffert. Die Inzidenz von katheterassoziierten systemischen Infektionen beträgt 5–6% bei arteriellen und 3–8% bei venösen Nabelkathetern (146,147).

Als Risikofaktoren für eine mit einem Nabelarterienkatheter assoziierte systemische Infektion gelten ein Geburtsgewicht unter 1500 g sowie eine länger dauernde Verabreichung von Antibiotika (146).

5.2 Personal, Kathetermaterial, Katheterart

Der Einfluss verschiedener Kathetermaterialien (Polyvinylchlorid, Polyurethan und Silikonpolymer) wurde nicht im Hinblick auf infektionspräventive Effekte untersucht (148). Nabelarterienkatheter mit einer endständigen Öffnung verursachten seltener Gefäßthrombosen als solche mit seitlichen Öffnungen (149). Da eine geringere Rate an mechanischen Komplikationen auch die Anzahl von Manipulationen am Katheter und die Anzahl notwendiger Reinsertionen reduziert, sind vermutlich auch aus infektiologischer Sicht Nabelarterienkatheter mit endständiger Öffnung zu bevorzugen. Mehrlumige Katheter sind im Vergleich mit einlumigen Kathetern nicht mit einer erhöhten Infektionsrate assoziiert (150,151,152).

- Regelmäßige Personalschulungen sollen in Analogie zu zentralvenösen Kathetern durchgeführt werden (Kategorie IB).
- Das Kathetermaterial kann aus infektiologischer Sicht frei gewählt werden (Kategorie IB).
- Für den Einsatz einlumiger oder mehrlumiger Katheter gelten aus infektionspräventiver Sicht keine Einschränkungen; entscheidend ist die klinische Indikation (Kategorie IB).

5.3 Legen des Nabelvenenkatheters

Es existieren keine Studien, in denen der Einfluss bestimmter Hygienemaßnahmen bei der Insertion auf die Infektionsrate von Nabelkathetern untersucht wurde. Die Empfehlungen hierzu basieren auf den im Abschnitt über zentrale Venenkatheter zitierten Studien und werden daher lediglich der Kategorie IB zugeordnet. Bei der Hautdesinfektion ist zu beachten, dass Produkte, die freies Jod enthalten, eine Schilddrüsensuppression hervorrufen können, da Jod durch die Haut des Neonaten in stärkerem Maße resorbiert wird als durch die Haut von Erwachsenen (153,154). Für PVP-Jod gilt dies in geringerem Maße, da die Jodfreisetzung verzögert erfolgt; die Anwendung von PVP-Jod erscheint somit vertretbar.

In einer Studie an peripheren Venenkathetern von Neugeborenen wurde gezeigt, dass Chlorhexidin in 70% Ethanol zur Hautdesinfektion effektiver ist als PVP-Jod (34). Ethanol allein wurde jedoch nicht untersucht und ist vermutlich ausreichend. Um die Gefahr einer Schilddrüsensuppression (PVP-Jod) bzw. einer toxischen Dermatitis (Ethanol) zu minimieren, sollte durch Abdecken mit sterilen Tüchern das zu desinfizierende Hautareal so klein wie möglich gehalten werden.

- Nabelvenenkatheter können im Kreißsaal, Sectio-OP oder auf Station gelegt werden (Kategorie IB).
- Keine systemische Antibiotikaprophylaxe vor der Insertion (Kategorie IB).
- Vor dem Anlegen der Schutzkleidung hygienische Händedesinfektion (Kategorie IA).
- Anlegen von Mund-Nasen-Schutz, Haube, sterilem Kittel und sterilen Handschuhen durch die handelnde Person. Auf Mund-Nasen-Schutz und Haube kann beim Legen des Katheters im Inkubator verzichtet werden (Kategorie IB).
- Desinfektion der Nabelschnur mit alkoholischem Hautdesinfektionsmittel oder PVP-Jodlösung unter Beachtung der Einwirkzeit (Kategorie IB). Der Einsatz anderer Antiseptika (z.B. Octenidin-Dihydrochlorid) ist möglich, jedoch bei dieser Indikation derzeit noch unzureichend untersucht (Kategorie III).
- Abdeckung des Patienten mit sterilem Tuch (Kategorie IB).
- Durchtrennung der Nabelschnur und Präparation der Nabelgefäße mit sterilem Instrumentarium (Kategorie IB).
- Katheter sicher fixieren (Kategorie IB).

5.4 Versorgung und Pflege der Insertionsstelle

Dem Vorteil eines Verbandes der Nabelregion (z.B. Schutz vor Verunreinigungen aus der Perianalregion) stehen die Nachteile der schlechteren Beurteilbarkeit der Einführtiefe des Nabelkatheters und das Risiko der Ausbildung einer „feuchten Kammer" (hohe Transpiration, hohe Inkubatorfeuchte) gegenüber. Vielerorts wird deshalb nach sicherer Fixierung des Nabelkatheters, z.B. mittels einer um den Nabelstumpf gelegten Tabaksbeutelnaht, eine offene Nabelpflege bevorzugt. Daten über die Anwendung von antiseptischen Lösungen oder Salben auf die Insertionsstelle bei Nabelkathetern existieren nicht.

- Keine Aussage zur Notwendigkeit eines Verbandes bei liegendem Nabelkatheter (Kategorie III).
- Keine Empfehlung zur Routineapplikation von antibakteriellen Substanzen an der Nabelöffnung bei liegenden Nabelgefäßkathetern (Kategorie III).

5.5 Prophylaktische Antibiotikagabe während der Liegedauer

Während manche Autoren über eine niedrigere bakterielle Kolonisationsrate von Nabelkathetern unter prophylaktischer Gabe von Antibiotika berichten (147,155), fanden andere Autoren keinen solchen Zusammenhang (145). Bei einer kontrollierten Studie konnte unter antibiotischer Prophylaxe zwar eine Reduktion der Kolonisierung der Nabelarterienkatheter, jedoch keine Reduktion von klinischen Infektionsereignissen beobachtet werden (144). Vor allem bei länger dauernder Therapie besteht demgegenüber die Gefahr der Besiedlung des Patienten und des Kathetersystems mit resistenten Keimen.

- Keine prophylaktische Gabe systemischer Antibiotika zur Verminderung der Katheterkolonisierung (Kategorie IB).

5.6 Liegedauer und Wechsel von Nabelkathetern

Es gibt keine Studien, welche den Einfluss eines routinemäßigen Wechsels bzw. eine Entfernung von Nabelkathetern nach einer bestimmten Zeitdauer untersucht haben. Weiterhin gibt es keine Daten, welche die Entfernung oder den Austausch eines Nabelkatheters im Falle einer vermuteten bakteriellen Infektion unterstützen.

- Ein routinemäßiger Wechsel bzw. eine routinemäßige Entfernung von Nabelkathetern nach einem bestimmten Zeitpunkt wird nicht empfohlen (Kategorie III).
- Sofortige Entfernung von Nabelkathetern und ggf. Neuanlage einer peripheren arteriellen Kanüle bzw. eines anderen venösen Zugangs bei eindeutig sichtbaren Zeichen einer Omphalitis (eitrige Sekretion, Rötung der Periumbilikalregion) (Kategorie IB).

5.7 Spülung und Zusatz von Heparin in die Infusionslösung

Intermittierende Spülungen mit heparinhaltigen Lösungen reduzieren die Gefahr einer Thrombosierung von Nabelarterienkathetern nicht (156). Die Durchgängigkeit arterieller Nabelkatheter wird demgegenüber durch den kontinuierlichen Zusatz von 0,25–1,0 U/ml Heparin zur Infusionslösung entscheidend beeinflusst und damit die Liegedauer verlängert, ohne dass die Inzidenz von Komplikationen wie intraventrikulären/periventrikulären Blutungen, einer Aortenthrombose oder anderer Durchblutungsstörungen beeinflusst wird (156,157). Ob die längere Liegedauer durch weniger Manipulationen auch zu einer geringeren Rate an katheterassoziierten Infektionen führt, oder ob dieser Vorteil sinngemäß auch für Nabelvenenkatheter zutrifft, ist zu vermuten, letztlich aber nicht durch vorliegende Daten erwiesen.

- Intermittierende Spülungen können, falls notwendig, mit steriler 0,9% NaCl-Lösung erfolgen (Kategorie IB).

- Der kontinuierliche Zusatz von Heparin (0,25–1,0 IE/ ml) zur Infusionsflüssigkeit von Nabelarterien- und Nabelvenenkathetern wird empfohlen (Kategorie IB).

6 Partiell implantierte zentralvenöse Katheter

6.1 Hintergrund

Die Besonderheit partiell implantierter Katheter liegt darin, dass die kutane Eintrittsstelle mehrere Zentimeter vom Eintritt in die Vene entfernt liegt. In dem dazwischen liegenden Abschnitt verläuft der Katheter durch einen subkutanen „Tunnel", in dem eine schmale filzartige, den Katheter umfassende Manschette zu liegen kommt. Durch Einwachsen von Bindegewebe in diese Manschette wird der Katheter in der entsprechenden Position fixiert. Neben der Fixierung des Katheters dient der Tunnel auch dem Infektionsschutz (158).

Die Infektionsrate partiell implantierter Katheter hängt stark von der Patientengruppe und der durchgeführten parenteralen Therapie ab. Die durchschnittliche Rate katheterassoziierter Infektionen bei Patienten mit benignen und malignen Grunderkrankungen beträgt bei Hickman-Kathetern ca. 0,6/1000 Kathetertage (159), bei erwachsenen Tumorpatienten 1,8/1000 Kathetertage (160). Bei Kindern mit malignen Grunderkrankungen wurde sie mit 0,27 (161), 2,2 (162) bzw. 2,8/1000 Kathetertage (163) angegeben, bei hochgradig immunsupprimierten Knochenmarktransplantations-Patienten mit 7,9/1000 Kathetertage (164).

Die häufigsten Infektionsarten sind Lokalinfektionen an der Eintrittsstelle und katheterassoziierte Septikämien ohne auffälligen Lokalbefund am Katheter. Eitrige Tunnelinfektionen sind demgegenüber sehr selten.

6.2 Personalschulung

Sowohl für die Insertion als auch für das Anlegen von Infusionen, die Pflege der Insertionsstelle und den Verbandwechsel sind speziell geschulte Ärzte und Pflegekräfte erforderlich. Bei ambulanten Patienten können nach entsprechender Schulung auch der Hausarzt, ambulante Pflegekräfte oder Angehörige die Katheterversorgung übernehmen (165,166). Es sollte eine schriftliche und verbindliche Pflegeanleitung vorliegen, die allen beteiligten Personen bekannt sein muss und anhand derer der Umgang mit den Kathetern trainiert wird.

- Die Insertion und der Umgang mit partiell implantierten Kathetern erfordert hierin erfahrenes bzw. speziell geschultes Personal. Die Schulungen sollten auf der Basis einer schriftlichen Pflegeanleitung erfolgen (Kategorie IB).

6.3 Kathetermaterial, Katheterart

Es existieren ein- und mehrlumige Katheterversionen. Mehrlumige Katheter haben eine höhere Infektionsrate (167,168).

- Die Auswahl des Katheters erfolgt nach klinischer Erfahrung des jeweiligen Zentrums.
- Wenn medizinisch vertretbar, sollen einlumige Katheter bevorzugt werden (Kategorie IB).

6.4 Wahl der Insertionsstelle

Die Katheter können in die V. subclavia, V. jugularis interna, V. cephalica, bei spezieller Indikation (Verschluss der oberen Hohlvene) auch in die V. femoralis (169) oder über einen direkten translumbalen Zugangsweg (170) in die untere Hohlvene gelegt werden. Aufgrund einer geringeren Rate von mechanischen Komplikationen sollte bei Anlage an der oberen Körperhälfte die rechte Seite zur Insertion bevorzugt werden (171). Auf die Infektionsrate wirkt sich die Wahl der Körperseite nicht aus. Die femorale Platzierung ist bei entsprechender Sorgfalt und Pflege nicht mit einer erhöhten Infektionsrate assoziiert (169).

In der Regel werden die Katheter in die rechte V. jugularis oder V. subclavia platziert; der Katheter wird ca. 5–10 cm nach unten durch einen Tunnel geführt und medial der Mamille ausgeleitet (158).

- Partiell implantierte Katheter sollen vorzugsweise in die V. subclavia, die V. jugularis interna oder die V. cephalica eingeführt werden (Kategorie IB).
- Die Insertion kann bei entsprechender Indikation (z. B. Verschluss oder Kompression der oberen Hohlvene) in die V. femoralis oder V. cava erfolgen (Kategorie IB).

6.5 Implantation bzw. Insertion

Die Anlage partiell implantierter Katheter kann mittels operativer Freilegung der Insertionsvene in einem OP, aber auch durch perkutane Punktion in einem Eingriffsraum oder einem radiologischen Interventionsraum erfolgen. Aus infektiologischer Sicht sind die beiden Vorgehensweisen als gleichwertig zu beurteilen (172,173,174). Eine wesentliche Bedeutung für die Entstehung von Infektionen haben die Länge des Kathetertunnels sowie der Abstand der Muffe von der Hautaustrittsstelle. Eine Kathetertunnellänge von < 6 cm und eine Muffenposition näher als 2 cm an der Haut korrelieren signifikant mit katheterassoziierten Infektionen (175).

Im Übrigen ergeben sich aus der Literatur keine Hinweise auf einen Vorteil bestimmter Anlagetechniken (offene präparative Technik (cut-down) versus perkutane Punktion, Ultraschall- oder angiographische Kontrolle der Katheterlage, Nahttechnik) im Hinblick auf die Infektionsrate (173,174,176). Einige Autoren befürworten eine präoperative Antibiotikaprophylaxe (69,177); dies sollte der Erfahrung des individuellen Zentrums vorbehalten bleiben.

- Die Insertion von partiell implantierten Kathetern kann in einem OP, in einem Eingriffsraum oder radiologischen Interventionsraum erfolgen (Kategorie IB).
- Das technisch-methodische Vorgehen sollte entsprechend der Erfahrung des jeweiligen Zentrums gewählt werden.
- Bei Insertion in einem Eingriffsraum und radiologischen Interventionsraum sind folgende Mindestanforderungen einzuhalten: Hygienische Händedesinfektion, sterile Handschuhe, Mund-Nasen-Schutz, Kopfhaube, steriler Kittel, steriles Abdecktuch (Kategorie IB).
- Die sonographische Kontrolle des Gefäßverlaufs darf die Sterilität nicht gefährden (Kategorie IB).

6.6 Verband, Verbandwechsel, Pflege der Insertionsstelle

Solange eine Wundabdeckung benötigt wird, sind Verbandwechsel und Pflege der Insertionsstelle wie bei zentralen Venenkathetern (Kap. 2.7) durchzuführen.

6.7 Liegedauer, Wechsel und Spülung von partiell implantierten Kathetern

Die Katheter werden nicht regelmäßig gewechselt, sondern können so lange liegen bleiben, wie sie klinisch benötigt werden. Bei entsprechender Pflege wurden komplikationsfreie Liegezeiten von > 6 Monaten beschrieben (178).

Die meisten Autoren empfehlen eine Spülung der Katheter mit Kochsalzlösung und Befüllung mit verdünnter Heparinkochsalzlösung (z.B. 100 IE Heparin/ml in 0,9% NaCl) in 2- bis 3-täglichen Abständen zwischen den Applikationen (179). Randomisierte Studien zum Einfluss bestimmter Spülfrequenzen oder Heparindosierungen liegen nicht vor. Die Heparinfüllung ist vor Beginn einer Infusion zunächst mit einer 2 ml-Spritze zu entfernen und der Katheter mit steriler Kochsalzlösung zu spülen.

Hinweise zum Vorgehen bei vermuteter oder nachgewiesener Infektion eines partiell implantierten Katheters finden sich in den entsprechenden Empfehlungen der Fachgesellschaften (90,91).

- Partiell implantierte Katheter können ohne routinemäßigen Wechsel so lange liegen bleiben, wie sie klinisch benötigt werden (Kategorie IB).
- Zwischen den Applikationen Spülung des Katheters mit steriler Kochsalzlösung und Befüllung mit verdünnter Heparin-Kochsalzlösung (Kategorie IB).
- Bei vermuteter oder nachgewiesener Infektion eines partiell implantierten Katheters differenziertes Vorgehen entsprechend den Empfehlungen der Fachgesellschaften.

7 Vollständig implantierte intravasale Systeme (Portsysteme)

7.1 Hintergrund

Bei den Portsystemen handelt es sich um vollständig implantierte Systeme, die aus einer meist subkutan platzierten Kammer und einem angeschlossenen intravasalen Katheter bestehen. Als häufigste Komplikationen bei der Anlage und Verwendung von Portsystemen zur intravasalen Therapie werden lokale und systemische Infektionen, Venenthrombosen, Katheterverlegungen und Katheterbeschädigungen beschrieben (15,180,181,182).

7.2 Implantation von Portsystemen

Der Katheterschlauch der Portsysteme kann operativ mittels offener Gefäßpräparation oder (bei zweiteiligen Systemen) mittels subkutaner Gefäßpunktion eingebracht werden. Es ist darauf zu achten, dass sich die Hautinzisionsstelle nicht direkt über der Portkammer befindet (158). In jedem Fall hat die Implantation unter aseptischen Bedingungen im OP bzw. im Eingriffsraum zu erfolgen. Eine perioperative Antibiotikaprophylaxe wird kontrovers diskutiert, randomisierte Studien liegen hierzu nicht vor (15,183,184,185).

- Die Implantation von Portsystemen hat unter aseptischen Bedingungen im OP oder Eingriffsraum zu erfolgen (Kategorie IB).

7.3 Punktion des Ports und Anschluss von Infusionssystemen

- Vor der Entfernung eines eventuell vorhandenen Verbandes ist eine hygienische Händedesinfektion durchzuführen (Kategorie IB).
- Die Punktionsstelle ist großflächig, unter Beachtung der vorgeschriebenen Einwirkzeit des Desinfektionsmittels, zu desinfizieren (Kategorie IB).

- Für die Punktion, bei der eine Palpation und Fixierung der Portkammer zwischen den palpierenden Fingern erfolgt, müssen sterile Handschuhe angezogen werden (Kategorie IB).
- Es dürfen nur geeignete Spezialkanülen verwendet werden (Kategorie IB).
- Aseptisches Konnektieren des Infusionssystems (Kategorie IB).
- Keine Empfehlung zur maximalen Liegedauer von Portnadeln (Kategorie III).

7.4 Verband/Verbandwechsel von Portsystemen

Bei angeschlossener Portnadel Vorgehen wie bei zentralen Venenkathetern (Kap. 2.7).

„Ruhende", d.h. nicht in Gebrauch befindliche Portsysteme benötigen keinen Verband (Kategorie IB).

7.5 Liegedauer von Portsystemen

In der Literatur werden durchschnittliche Portkatheter-Liegezeiten von 240–315 Tagen angegeben (15,181,182,185). Gründe für die Entfernung des Portsystems können das Ende der Therapiemaßnahmen, nicht beherrschbare Komplikationen einschließlich therapierefraktärer Infektionen, irreversible Katheterverlegungen oder eine Beschädigung oder Dislokation des Systems sein (185).

- Nicht beherrschbare Komplikationen erfordern die Entfernung des Portsystems. Umgehende Entfernung des Portsystems bei Beschädigung oder Dislokation (Kategorie IB).

8 Infusionstherapie

8.1 Hintergrund

Die Infusionstherapie muss als eine der zahlreichen möglichen Quellen nosokomialer Infektionen angesehen werden. Klinische Studien haben gezeigt, dass Infusionslösungen, Infusionssysteme und Katheteransatzstücke im Alltag rasch mikrobiell kontaminiert werden (43, 186, 187, 188, 189). Auf den hygienisch einwandfreien Umgang mit Infusionssystemen, -lösungen oder -behältern ist daher besonderer Wert zu legen.

8.2 Infusionssysteme

Das Infusionssystem stellt die Verbindung zwischen dem Infusionslösungsbehälter und der peripheren intravenösen Verweilkanüle bzw.

dem zentralen Venenkatheter dar. Zum Infusionssystem zählen die Tropfkammer, der Infusionsschlauch, die Abklemmvorrichtung sowie ggf. Dreiwegehähne oder Hahnenbänke. Infusionssysteme sind stets nur für einen Patienten zu verwenden.

8.2.1 Wechsel von Infusionssystemen

Für Infusionslösungen mit überwiegend anorganischen Bestandteilen (kristalloide Lösungen, z. B. 0,9 %ige NaCl-Lösung, Ringer-Laktat-Lösung) zeigt sich bei 72-stündigem Wechsel der Infusionssysteme keine signifikant höhere bakterielle Kontamination als bei 48-stündigem (187,189,190) oder 24-stündigem Wechsel (191). Dies gilt auch für Infusionen, die mittels Infusomaten verabreicht werden (192). Für Infusionssysteme von Lipidlösungen hingegen werden bei 72-stündigen Wechselintervallen signifikant höhere mikrobielle Kontaminationsraten als bei 24-stündigen Wechselintervallen angegeben (193).

Totale parenterale Ernährungslösungen, so genannte TPN- oder TPA-Lösungen, die eine Mischung aus Lipiden, Kohlehydraten, Aminosäuren, Vitaminen und Spurenelementen darstellen, unterstützen mikrobielles Wachstum in vitro in deutlich geringerem Maße als reine Lipidlösungen (194). Klinisch zeigen sie bei verlängerten Wechselintervallen der Infusionssysteme (72- bis 96-stündig im Vergleich zu 48-stündigem Wechsel) keine erhöhten Kontaminationsraten (187,195). In einer Studie fand sich bei 72-stündigem Wechsel der Infusionssysteme sogar eine signifikant niedrigere Septikämierate als bei 24-stündigem Wechsel, möglicherweise aufgrund einer verminderten Keimeinschleppung durch Manipulationen (196).

Für die Applikation von Blut und Blutprodukten gelten die Richtlinien der Bundesärztekammer zur Gewinnung von Blut und Blutbestandteilen und zur Anwendung von Blutprodukten (Hämotherapie). Hiernach müssen für Blut und Blutprodukte bestimmte Infusionssysteme über einen genormten Standardfilter verfügen und dürfen 6 h lang verwendet werden. Der Gebrauch eines Infusionssystems für mehrere Blutkomponenten derselben Art ist innerhalb von 6 h zulässig (Kap. 8.5) (197).

Zuleitungsschläuche, die für die Gabe von Kurzinfusionen benutzt werden, sind nach Abschluss der Kurzinfusion zu verwerfen. Für mehrere direkt hintereinander geschaltete Kurzinfusionen wird bei gegebener Medikamentenkompatibilität meist der gleiche Zuleitungsschlauch verwendet. Wissenschaftliche Untersuchungen hierzu existieren nicht.

- Infusionssysteme für reine Lipidlösungen sollen nach jeder Lipidinfusion, spätestens nach 24 h, gewechselt werden (Kategorie IB).

- Infusionssysteme aller anderen Lösungen sollen spätestens alle 72 h gewechselt werden (Kategorie IB).
- Blut und Blutprodukte müssen über Infusionssysteme mit genormtem Standardfilter (DIN 58360 [Porengröße 170–230 μm]) verabreicht werden, die nicht länger als 6 h verwendet werden dürfen. Der Gebrauch eines Infusionssystems für mehrere Blutkomponenten derselben Art ist innerhalb von 6 h zulässig (Kategorie IV).

8.2.2 Konnektion/Diskonnektion von Infusionssystemen

Diskonnektionen sind auf ein absolutes Minimum zu beschränken (198). Vor einer Konnektion/Diskonnektion des Infusionssystems ist eine hygienische Händedesinfektion durchzuführen. Die alkoholische Desinfektion des Katheteransatzstücks oder des Dreiwegehahns vor Konnektion kann dessen mikrobielle Kontamination reduzieren (199), eine Reduktion katheterassoziierter Infektionen durch diese Maßnahme konnte bislang jedoch nicht nachgewiesen werden. Da Inkompatibilitäten zwischen Desinfektionsmittel und Kathetermaterial bestehen können, die ihrerseits ein Risiko für Materialschäden darstellen, ist eine Aussage zur Desinfektion des Ansatzes/Dreiwegehahns derzeit nicht möglich. Nach jeder Diskonnektion ist ein neuer, steriler Verschlussstopfen aufzusetzen. Randomisierte klinische Studien zum Einfluss neu entwickelter Konnektionshilfen mit Ventilmembran (103,104) auf die Rate von Katheterinfektionen liegen bislang nicht vor.

Die Verabreichung von i.v.-Injektionen setzt in der Regel die Aspiration von Blut (z.B. zur Sicherstellung der korrekten Lage des Katheters) voraus. Hierdurch kann es zu Blutverschmutzungen kommen, die eine Infektion begünstigen können. Um dieses Risiko auf ein Minimum zu reduzieren, sollten der Luer-Ansatz und das Lumen des Katheters mit steriler 0,9%iger NaCl-Lösung gespült werden. Ist hierdurch eine sichtbare Kontamination mit Blut nicht zu beseitigen, ist der Luer-Ansatz (z.B. der Dreiwegehahn) zu wechseln. Ein sauberer Tupfer kann Kontaminationen der Haut oder des Verbandes unter dem Luer-Ansatz durch austretendes Blut vermeiden helfen (analog kann nach Bluttransfusionen vorgegangen werden [8.5]).

- Diskonnektionen sind auf ein absolutes Minimum zu beschränken (Kategorie IB).
- Vor Konnektion/Diskonnektion eines Infusionssystems ist eine hygienische Händedesinfektion durchzuführen (Kategorie IB).
- Keine Aussage zur Desinfektion von Katheteransatzstücken bzw. Dreiwegehähnen vor der Dis- bzw. Rekonnektion (Kategorie III).

- Nach jeder Diskonnektion muss ein neuer, steriler Verschlussstopfen verwendet werden (Kategorie IB).
- Keine Aussage zur Verwendung von Ventilmembran-Konnektoren (Kategorie III).

8.2.3 „In-line"-Filter

In das Infusionssystem können spezielle Filter, so genannte In-line-Filter, eingebracht werden, die Fremdmaterial und Mikroorganismen zurückhalten sollen. Durch routinemäßigen Einsatz dieser Filter lässt sich die Phlebitisrate bei peripher-venösen Verweilkanülen signifikant senken (200,201,202). Die meisten Phlebitiden sind jedoch nicht die Folge einer Infektion, sondern einer Einschwemmung von Mikropartikeln oder einer mechanischen Irritation. Mit kommerziell erhältlichen, entsprechend zertifizierten Filtern von 0,2 μm Porengröße können allerdings auch Bakterien und Pilze selbst bei einer hohen Keimbelastung ($>10^7$/ml) und Druckinfusionen von bis zu 300 mmHg sicher über 96 h zurückgehalten werden (203,204,205). Ob dieser Effekt bei der meist geringen Bedeutung der Infusionslösungen als Erregerquelle klinisch eine Rolle spielt, ist nicht untersucht. Ein Einfluss derartiger Filter auf die Rate katheterassoziierter Septikämien ließ sich bislang nicht nachweisen (206).

- Aus infektionspräventiver Sicht keine Empfehlung zum routinemäßigen Einsatz von In-line-Filtern (Kategorie III).
- Bei Verwendung von In-line-Filtern müssen die unter 8.2.2 angeführten Hygienemaßnahmen unverändert beibehalten werden (Kategorie IB).

8.3 Messsysteme zur Bestimmung des zentralen Venendrucks

Bei den Messsystemen zur Bestimmung des zentralen Venendrucks (ZVD) werden offene und geschlossene Systeme unterschieden. Beide Systeme werden parallel zu einem Spülsystem (meist 0,9 %ige NaCl-Lösung) an einen zentralen Venenkatheter angeschlossen. Für die Messung wird von dem Spülsystem auf das Messsystem umgeschaltet. Das offene System besteht aus einer senkrecht stehenden, mit NaCl 0,9 % gefüllten, skalierten Infusionsleitung, an der der ZVD direkt in cm H_2O abgelesen werden kann. Das geschlossene System besteht aus einem Transducer, der mechanischen Druck in ein elektrisches Signal umwandelt, und einem Monitor, an dem dieses Signal abgelesen werden kann. Offene ZVD-Systeme haben theoretisch ein höheres Kontaminationsrisiko als geschlossene.

In der Literatur liegen bislang keine Daten bzgl. der Verwendungszeit von Infusionssystemen, die der Messung des ZVD dienen, vor. Wenn offene Systeme verwendet werden, sollten sie alle 24 h gewechselt werden.

Offene ZVD-Systeme, die am oberen Ende durch einen Sterilfilter verschlossen sind, können wie das gesamte Infusionssystem alle 72 h gewechselt werden. Geschlossene Systeme werden meist ähnlich wie arterielle Druckmesssysteme behandelt und z. B. alle 96 h gewechselt, wissenschaftliche Untersuchungen liegen hierzu jedoch nicht vor.

- Offene ZVD-Systeme sollen alle 24 h gewechselt werden (Kategorie IB).
- Keine Aussage zur Wechselfrequenz geschlossener ZVD-Systeme (Kategorie III).

8.4 Infusionslösungen

Infusionslösungen sind Lösungen, die dem Patienten parenteral, d. h. intravenös, intramuskulär, subkutan, intraperitoneal oder intraossär verabreicht werden können. Zu den Infusionslösungen zählen Ernährungslösungen sowie gelöste Arzneimittel jeglicher Art.

8.4.1 Verabreichung von Infusionslösungen

Bei Lipidlösungen lässt sich nach Inokulation des Infusionslösungsbehälters mit Prüfkeimen ein erstes Keimwachstum nach 6–12 h nachweisen (207,208). Durch Herstellung totaler parenteraler Ernährungslösungen, so genannter TPN- (oder TPA-) Lösungen, die eine Mischung aus Lipiden, Kohlehydraten, Aminosäuren, Spurenelementen und Vitaminen darstellen, lässt sich das Kontaminationsrisiko im Vergleich zu reinen Lipidlösungen senken, hier zeigt sich innerhalb von 24 h bei Raumtemperatur nur ein minimales Keimwachstum (194,209). Zur maximal vertretbaren Applikationszeit von in Perfusorspritzen aufgezogenen Medikamenten existieren nur vereinzelt mikrobiologische Daten. In einer Studie, in der der Restinhalt von Morphin-Perfusorspritzen nach 72-stündiger bzw. 96-stündiger Laufzeit mikrobiologisch untersucht wurde, fand sich eine Kontaminationsrate von 7,6%. Klinische Infektzeichen traten während der Infusionen nicht auf (210).

Da die genannte Kontaminationsrate sich nicht von derjenigen anderer Infusionssysteme nach 72-stündiger Laufzeit unterscheidet (189,192), sind bei gegebener pharmakologischer Medikamentenstabilität Perfusorlaufzeiten in begründeten Einzelfällen bis zu 72 h zu vertreten. Unabhängig davon sind für jedes applizierte Medikament die Herstellerangaben zur maximal zulässigen Laufzeit zu beachten.

- Reine Lipidlösungen sollen innerhalb von 12 h infundiert werden (Kategorie IB).
- TPN-Lösungen sollen innerhalb von 24 h infundiert werden (Kategorie IB).
- Keine Wiederbefüllung von Perfusorspritzen (Kategorie IB).

8.4.2 Zubereitung von Infusionslösungen

Bei der Zubereitung von Mischinfusionen in patientennahen Bereichen ist zu beachten, dass auch bei optimaler Beachtung hygienischer Vorgehensweisen ein Eintrag von Mikroorganismen nicht immer ausgeschlossen werden kann. Innerhalb weniger Stunden können sich Mikroorganismen unter günstigen Bedingungen, insbesondere in Lösungen ohne Konservierungsstoffe, so vermehren, dass eine Infektionsgefährdung resultieren kann. Ist die Zubereitung von Mischinfusionen in patientennahen Bereichen unvermeidbar, so muss sie daher unter kontrolliert aseptischen Bedingungen erfolgen. Dies bedeutet:

- Zubereitung der Mischungen ohne Zeitdruck unter Berücksichtigung der Angaben des Arzneimittelherstellers ausschließlich durch geschultes Personal, das speziell in der Herstellung von Mischinfusionen und den dabei zu beachtenden Hygienemaßnahmen (z. B. Hände-, Flächendesinfektion, aseptisches Arbeiten) geschult wurde (Beleg durch namentliche und zeitliche Dokumentation der Unterweisung).
- Zubereitung der Mischinfusionen in einem für das Anrichten von Medikamenten vorgesehenen reinen Raum. Die Raumtemperaturen sollen 25 °C nicht überschreiten.
- Zubereitung der Mischinfusionen auf einer hierfür vorgesehenen übersichtlichen und angemessen großen, freien Arbeitsfläche, die vor Beginn der Zubereitung mit einem auf Wirksamkeit geprüften Flächendesinfektionsmittel (Mittel aus der Desinfektionsmittelliste der DGHM) desinfizierend gereinigt wird.
- Die Applikation der Infusion am Patienten erfolgt ohne Zwischenlagerung an anderer Stelle. Die Entlüftung und luftblasenfreie Befüllung des Infusionsschlauchs einschließlich Tropfkammer mit dem Infusat geschieht erst unmittelbar vor der Applikation der Infusion.
- Bei Mischinfusionen, die in der Apotheke unter Laminar-Airflow-Bedingungen (Reinräume der Klasse A) hergestellt werden, müssen die Angaben des Apothekers bzgl. Lagerungsdauer und -temperatur berücksichtigt werden (Kategorie IB).

8.5 Verabreichung von Blutprodukten und Blutkomponenten

Blut und Blutkomponenten sollen über einen eigenen venösen Zugang transfundiert werden, sodass sie sich nicht mit anderen Infusionsflüssigkeiten mischen. Die Transfusion einer Blutkomponente muss innerhalb von 6 h erfolgen (197).

- Blut und Blutkomponenten müssen innerhalb von 6 h transfundiert werden. Ein gesonderter Gefäßzugang wird empfohlen (Kategorie IV).
- Nach Blutapplikation Spülung des Systems und der Dreiwegehähne mit steriler 0,9 %iger NaCl-Lösung (Kategorie IB).

8.6 Mehrdosisbehälter

Die Übertragung und Ausbreitung von Infektionskrankheiten bei der Verwendung von Mehrdosisbehältern ist wiederholt beschrieben worden (211,212,213,214). Wenn irgend möglich, sollten Medikamente und Infusionslösungen daher aus Eindosisbehältern entnommen werden. Die Einhaltung streng aseptischer Techniken ist bei der Benutzung von Mehrdosisbehältern unabdingbar. Empfohlen werden die Wischdesinfektion des Gummistopfens vor Punktion (215), die Verwendung einer neuen Nadel und Spritze bei jeder Punktion (215,216,217) oder die Verwendung von Mehrfachentnahmekanülen mit Luftfilter, Kontaminationsschutzhülle und Verschlusskappe (218). Das alleinige Wechseln der Nadel bei Weiterverwendung einer benutzten Spritze kann zu einer Kontamination des Mehrdosisbehälters führen (214,217).

Auf angebrochenen Mehrdosisbehältern müssen Anbruchdatum und -uhrzeit notiert werden (219); bezüglich der Verwendungszeiten und Lagerungsbedingungen sind die Herstellerangaben zu befolgen. In Injektions- oder Infusionsflaschen konfektionierte Parenteralia, die keine antimikrobiellen Zusätze enthalten, stellen entsprechend der Europäischen Pharmakopoe keine Mehrdosisbehältnisse dar.

- Eindosisbehälter sollten bevorzugt vor Mehrdosisbehältern verwendet werden (Kategorie IB).
- Vor Punktion muss die Membran des Mehrdosisbehälters unter Beachtung der vorgeschriebenen Einwirkzeit des alkoholischen Desinfektionsmittels desinfiziert werden (Kategorie IB).
- Bei jeder Punktion des Mehrdosisbehälters müssen Spritze und Kanüle gewechselt werden (Kategorie IB).
- Alternativ können Mehrfachentnahmekanülen mit Luftfilter und Kontaminationsschutzhülle verwendet werden (Kategorie IB).
- Auf angebrochenen Mehrdosisbehältern müssen Datum und Uhrzeit des Erstanbruchs notiert werden (Kategorie IB).
- Bezüglich der Verwendungszeiten und Lagerungsbedingungen angebrochener Mehrdosisbehältnisse sind die Herstellerangaben[3] zu beachten (Kategorie IV)

---

[3] Herstellerangaben sind nicht nur Angaben in der Packungsbeilage, sondern auch angefragte schriftliche Stellungnahmen

Literatur

1. Bregenzer T, Conen D, Sakmann P, Widmer AF (1998) Is routine replacement of peripheral intravenous catheters necessary? Arch Intern Med;158:151-156
2. Fuchs PC (1971) Indwelling intravenous polyethylene catheters. Factors influencing the risk of microbial colonization and sepsis. JAMA;216:1447-1450
3. Maki DG, Ringer M (1991) Risk factors for infusion-related phlebitis with small peripheral venous catheters. A randomized controlled trial. Ann Intern Med;114:845-854
4. Ena J, Cercenado E, Martinez D, Bouza E (1992) Cross-sectional epidemiology of phlebitis and catheter-related infections. Infect Control Hosp Epidemiol;13:15-20
5. Cornely OA, Bethe U, Pauls R, Waldschmidt D (2002) Peripheral teflon catheters: factors determining incidence of phlebitis and duration of cannulation. Infect Control Hosp Epidemiol;23:249-253
6. Meier PA, Fredrickson M, Catney M, Nettleman MD (1998) Impact of a dedicated intravenous therapy team on nosocomial bloodstream infection rates. Am J Infect Control;26:388-392
7. Miller JM, Goetz AM, Squier C, Muder RR (1996) Reduction in nosocomial intravenous device-related bacteremias after institution of an intravenous therapy team. J Intraven Nurs;19:103-106
8. Soifer NE, Borzak S, Edlin BR, Weinstein RA (1998) Prevention of peripheral venous catheter complications with an intravenous therapy team: a randomized controlled trial. Arch Intern Med;158:473-477
9. Tomford JW, Hershey CO, McLaren CE, Porter DK, Cohen DI (1984) Intravenous therapy team and peripheral venous catheter-associated complications. A prospective controlled study. Arch Intern Med;144:1191-1194
10. Puntis JW, Holden CE, Smallman S, Finkel Y, George RH, Booth IW (1991) Staff training: a key factor in reducing intravascular catheter sepsis. Arch Dis Child;66:335-337
11. Maki DG, Goldman DA, Rhame FS (1973) Infection control in intravenous therapy. Ann Intern Med;79:867-887
12. Fassolt A (1985) (Phlebitogenicity of venous catheters of Vialon). Infusionsther Klin Ernahr;12:282-286
13. Poisson DM, Touquet S, Bercault N, Arbeille B (1991) (Polyurethane versus polyethylene: in vivo randomized study of infectious complications of central catheterization). Pathol Biol (Paris);39:668-673
14. Harden JL, Kemp L, Mirtallo J (1995) Femoral catheters increase risk of infection in total parenteral nutrition patients. Nutr Clin Pract;10:60-66
15. Kock HJ, Krause U, Pietsch M, Rasfeld S, Walz MK (1996) (Implantable catheter systems. Experiences with 1000 patients with central venous ports). Dtsch Med Wochenschr;##19;121:47-51
16. Gaukroger PB, Roberts JG, Manners TA (1988) Infusion thrombophlebitis: a prospective comparison of 645 Vialon and Teflon cannulae in anaesthetic and postoperative use. Anaesth Intensive Care;16:265-271
17. Pearson ML (1996) Guideline for prevention of intravascular device-related infections. Part I. Intravascular device-related infections: an overview. The Hospital Infection Control Practices Advisory Committee. Am J Infect Control;24:262-277
18. Durbec O, Viviand X, Potie F, Vialet R, Albanese J, Martin C (1997) A prospective evaluation of the use of femoral venous catheters in critically ill adults. Crit Care Med;25:1986-1989
19. Goetz AM, Wagener MM, Miller JM, Muder RR (1998) Risk of infection due to central venous catheters: effect of site of placement and catheter type. Infect Control Hosp Epidemiol;19:842-845
20. Garland JS, Dunne WM, Jr., Havens P, Hintermeyer M, Bozzette MA, Wincek J, Bromberger T, Seavers M (1992) Peripheral intravenous catheter complications in critically ill children: a prospective study. Pediatrics;89:1145-1150
21. Berkowitz DM, Lee WS, Pazin GJ, Yee RB, Ho M (1974) Adhesive tape: potential source of nosocomial bacteria. Appl Microbiol;28:651-654

22. Redelmeier DA, Livesley NJ (1999) Adhesive tape and intravascular-catheter-associated infections. J Gen Intern Med;14:373-375
23. Hoffmann KK, Western SA, Kaiser DL, Wenzel RP, Groschel DH (1988) Bacterial colonization and phlebitis-associated risk with transparent polyurethane film for peripheral intravenous site dressings. Am J Infect Control;16:101-106
24. Madeo M, Martin C, Nobbs A (1997) A randomized study comparing IV 3000 (transparent polyurethane dressing) to a dry gauze dressing for peripheral intravenous catheter sites. J Intraven Nurs;20:253-256
25. Maki DG, Ringer M (1987) Evaluation of dressing regimens for prevention of infection with peripheral intravenous catheters. Gauze, a transparent polyurethane dressing, and an iodophor-transparent dressing. JAMA;258:2396-2403
26. Tripepi-Bova KA, Woods KD, Loach MC (1997) A comparison of transparent polyurethane and dry gauze dressings for peripheral i.v. catheter sites: rates of phlebitis, infiltration, and dislodgment by patients. Am J Crit Care;6:377-381
27. Conly JM, Grieves K, Peters B (1989) A prospective, randomized study comparing transparent and dry gauze dressings for central venous catheters. J Infect Dis;159:310-319
28. Craven DE, Lichtenberg DA, Kunches LM, McDonough AT, Gonzalez MI, Heeren TC, McCabe WR (1985) A randomized study comparing a transparent polyurethane dressing to a dry gauze dressing for peripheral intravenous catheter sites. Infect Control;6:361-366
29. Meylan PR (1987) Increased risk of bacterial colonization of intravenous catheters covered with transparent adhesive polyurethane bandages, compared to classical gauze bandages. Schweiz Med Wochenschr;117:2013-2016
30. Reynolds MG, Tebbs SE, Elliott TS (1997) Do dressings with increased permeability reduce the incidence of central venous catheter related sepsis? Intensive Crit Care Nurs;13:26-29
31. Danchaivijitr S, Theeratharathorn R (1989) Comparison of effects of alcohol, chlorhexidine cream, and iodophore cream on venous catheter-associated infections. J Med Assoc Thai;72 Suppl 2:39-43.:39-43
32. Prince HN, Nonemaker WS, Norgard RC, Prince DL (1978) Drug resistance studies with topical antiseptics. J Pharm Sci;67:1629-1631
33. Thompson DR, Jowett NI, Folwell AM, Sutton TW (1989) A trial of povidone-iodine antiseptic solution for the prevention of cannula-related thrombophlebitis. J Intraven Nurs;12:99-102
34. Garland JS, Buck RK, Maloney P, Durkin DM, Toth-Lloyd S, Duffy M, Szocik P, McAuliffe TL, Goldmann D (1995) Comparison of 10% povidone-iodine and 0.5% chlorhexidine gluconate for the prevention of peripheral intravenous catheter colonization in neonates: a prospective trial. Pediatr Infect Dis J;14:510-516
35. Shimandle RB, Johnson D, Baker M, Stotland N, Karrison T, Arnow PM (1999) Safety of peripheral intravenous catheters in children. Infect Control Hosp Epidemiol;20:736-740
36. Randolph AG, Cook DJ, Gonzales CA, Andrew M (1998) Benefit of heparin in peripheral venous and arterial catheters: systematic review and meta-analysis of randomised controlled trials. BMJ;316:969-975
37. Gastmeier P, Weist K, Ruden H (1999) Catheter-associated primary bloodstream infections: epidemiology and preventive methods. Infection;27 Suppl 1:S1-6.:S1-S6
38. Byers K, Adal K, Anglim A, Farr B (1995) Case fatality rat for catheter-related bloodstream infections (CRBSI): a meta-analysis. Infect.Control Hosp.Epidemiol. 16 Suppl. 2, 23
39. Collignon PJ (1994) Intravascular catheter associated sepsis: a common problem. The Australian Study on Intravascular Catheter Associated Sepsis. Med J Aust; 161:374-378
40. Heiselman D (1994) Nosocomial bloodstream infections in the critically ill. JAMA;272:1819-1820
41. Darouiche RO, Raad II (1997) Prevention of catheter-related infections: the skin. Nutrition;13:26S-29S

42. Snydman DR, Gorbea HF, Pober BR, Majka JA, Murray SA, Perry LK (1982) Predictive value of surveillance skin cultures in total-parenteral-nutrition-related infection. Lancet;2:1385-1388
43. Trautmann M, Zauser B, Wiedeck H, Buttenschon K, Marre R (1997) Bacterial colonization and endotoxin contamination of intravenous infusion fluids. J Hosp Infect;37:225-236
44. Adal KA, Farr BM (1996) Central venous catheter-related infections: a review. Nutrition;12:208-213
45. Faubion WC, Wesley JR, Khalidi N, Silva J (1986) Total parenteral nutrition catheter sepsis: impact of the team approach. JPEN J Parenter Enteral Nutr;10:642-645
46. Nelson DB, Kien CL, Mohr B, Frank S, Davis SD (1986) Dressing changes by specialized personnel reduce infection rates in patients receiving central venous parenteral nutrition. JPEN J Parenter Enteral Nutr;10:220-222
47. Sherertz RJ, Ely EW, Westbrook DM, Gledhill KS, Streed SA, Kiger B, Flynn L, Hayes S, Strong S, Cruz J, Bowton DL, Hulgan T, Haponik EF (2000) Education of physicians-in-training can decrease the risk for vascular catheter infection. Ann Intern Med;132:641-648
48. Eggimann P, Harbarth S, Constantin MN, Touveneau S, Chevrolet JC, Pittet D (2000) Impact of a prevention strategy targeted at vascular-access care on incidence of infections acquired in intensive care. Lancet;355:1864-1868
49. Ashkenazi S, Weiss E, Drucker MM (1986) Bacterial adherence to intravenous catheters and needles and its influence by cannula type and bacterial surface hydrophobicity. J Lab Clin Med;107:136-140
50. Sheth NK, Franson TR, Rose HD, Buckmire FL, Cooper JA, Sohnle PG (1983) Colonization of bacteria on polyvinyl chloride and Teflon intravascular catheters in hospitalized patients. J Clin Microbiol;18:1061-1063
51. Andreoli-Pinto TJ, Graziano KU (1999) Important aspects of the colonization of central venous catheter. Boll Chim Farm;138:19-23
52. Clark-Christoff N, Watters VA, Sparks W, Snyder P, Grant JP (1992) Use of triple-lumen subclavian catheters for administration of total parenteral nutrition. JPEN J Parenter Enteral Nutr;16:403-407
53. Hilton E, Haslett TM, Borenstein MT, Tucci V, Isenberg HD, Singer C (1988) Central catheter infections: single- versus triple-lumen catheters. Influence of guide wires on infection rates when used for replacement of catheters. Am J Med;84:667-672
54. Farkas JC, Liu N, Bleriot JP, Chevret S, Goldstein FW, Carlet J (1992) Single- versus triple-lumen central catheter-related sepsis: a prospective randomized study in a critically ill population. Am J Med;93:277-282
55. Gil RT, Kruse JA, Thill-Baharozian MC, Carlson RW (1989) Triple- vs single-lumen central venous catheters. A prospective study in a critically ill population. Arch Intern Med;149:1139-1143
56. Lee RB, Buckner M, Sharp KW (1988) Do multi-lumen catheters increase central venous catheter sepsis compared to single-lumen catheters? J Trauma;28:1472-1475
57. Bach A (1999) Antimicrobial-impregnated central venous catheters. N Engl J Med;340:1761
58. Bach A (1999) Efficacy of antibiotic-coated central venous catheters. Crit Care Med;27:1217
59. Bach A, Eberhardt H, Frick A, Schmidt H, Bottiger BW, Martin E (1999) Efficacy of silver-coating central venous catheters in reducing bacterial colonization. Crit Care Med;27:515-521
60. Ciresi DL, Albrecht RM, Volkers PA, Scholten DJ (1996) Failure of antiseptic bonding to prevent central venous catheter-related infection and sepsis. Am Surg;62:641-646
61. Pemberton LB, Ross V, Cuddy P, Kremer H, Fessler T, McGurk E (1996) No difference in catheter sepsis between standard and antiseptic central venous catheters. A prospective randomized trial. Arch Surg;131:986-989

62. Raad I, Darouiche R, Dupuis J, Abi-Said D, Gabrielli A, Hachem R, Wall M, Harris R, Jones J, Buzaid A, Robertson C, Shenaq S, Curling P, Burke T, Ericsson C (1997) Central venous catheters coated with minocycline and rifampin for the prevention of catheter-related colonization and bloodstream infections. A randomized, double-blind trial. The Texas Medical Center Catheter Study Group. Ann Intern Med; 127:267-274

63. Veenstra DL, Saint S, Saha S, Lumley T, Sullivan SD (1999) Efficacy of antiseptic-impregnated central venous catheters in preventing catheter-related bloodstream infection: a meta-analysis. JAMA;%20;281:261-267

64. Flowers RH, III, Schwenzer KJ, Kopel RF, Fisch MJ, Tucker SI, Farr BM (1989) Efficacy of an attachable subcutaneous cuff for the prevention of intravascular catheter-related infection. A randomized, controlled trial. JAMA;261:878-883

65. McKinley S, Mackenzie A, Finfer S, Ward R, Penfold J. Incidence and predictors of central venous catheter related infection in intensive care patients. Anaesth Intensive Care 1999;27:164-169

66. Richet H, Hubert B, Nitemberg G, Andremont A, Buu-Hoi A, Ourbak P, Galicier C, Veron M, Boisivon A, Bouvier AM (1990) Prospective multicenter study of vascular-catheter-related complications and risk factors for positive central-catheter cultures in intensive care unit patients. J Clin Microbiol;28:2520-2525

67. Rodriguez CG, Romerom RA, Carrasco JN, las Cuevas TC (1998) Descriptive study of infections cause by central venous catheters with peripheral insertion. Enferm.Intensiva. (9), 115-120

68. Raad II, Hohn DC, Gilbreath BJ, Suleiman N, Hill LA, Bruso PA, Marts K, Mansfield PF, Bodey GP (1994) Prevention of central venous catheter-related infections by using maximal sterile barrier precautions during insertion. Infect Control Hosp Epidemiol;15:231-238

69. Lim SH, Smith MP, Salooja N, Machin SJ, Goldstone AH (1991) A prospective randomized study of prophylactic teicoplanin to prevent early Hickman catheter-related sepsis in patients receiving intensive chemotherapy for haematological malignancies. J Antimicrob Chemother;28:109-116

70. Ljungman P, Hagglund H, Bjorkstrand B, Lonnqvist B, Ringden O (1997) Peroperative teicoplanin for prevention of gram-positive infections in neutropenic patients with indwelling central venous catheters: a randomized, controlled study. Support Care Cancer;5:485-488

71. Carratala J (2001) Role of antibiotic prophylaxis for the prevention of intravascular catheter-related infection. Clin Microbiol Infect;7 Suppl 4:83-90.:83-90

72. Hoffmann KK, Weber DJ, Samsa GP, Rutala WA (1992) Transparent polyurethane film as an intravenous catheter dressing. A meta-analysis of the infection risks. JAMA;267:2072-2076

73. Powell CR, Traetow MJ, Fabri PJ, Kudsk KA, Ruberg RL (1985) Op-Site dressing study: a prospective randomized study evaluating povidone iodine ointment and extension set changes with 7-day Op-Site dressings applied to total parenteral nutrition subclavian sites. JPEN J Parenter Enteral Nutr;9:443-446

74. Maki DG, Stolz SS, Wheeler S, Mermel LA (1994) A prospective, randomized trial of gauze and two polyurethane dressings for site care of pulmonary artery catheters: implications for catheter management. Crit Care Med;22:1729-1737

75. Nikoletti S, Leslie G, Gandossi S, Coombs G, Wilson R (1999) A prospective, randomized, controlled trial comparing transparent polyurethane and hydrocolloid dressings for central venous catheters. Am J Infect Control;27:488-496

76. Frey P, Christ A (1998) Katheterversorgung mit transparenten Folienverbänden. Teil 1. Heilberufe 50(5), 38-39

77. Frey P, Christ A (1998) Katheterversorgung mit transparenten Folienverbänden. Teil 2. 50(6), 32-34

78. Maki DG, Ringer M, Alvarado CJ (1991) Prospective randomised trial of povidone-iodine, alcohol, and chlorhexidine for prevention of infection associated with central venous and arterial catheters. Lancet;338:339-343

79. Levin A, Mason AJ, Jindal KK, Fong IW, Goldstein MB (1991) Prevention of hemodialysis subclavian vein catheter infections by topical povidone-iodine. Kidney Int;40:934-938
80. Cobb DK, High KP, Sawyer RG, Sable CA, Adams RB, Lindley DA, Pruett TL, Schwenzer KJ, Farr BM (1992) A controlled trial of scheduled replacement of central venous and pulmonary-artery catheters. N Engl J Med;327:1062-1068
81. Young GP, Alexeyeff M, Russell DM, Thomas RJ (1988) Catheter sepsis during parenteral nutrition: the safety of long-term OpSite dressings. JPEN J Parenter Enteral Nutr;12:365-370
82. Irwin GR, Jr., Hart RJ, Martin CM (1973) Pathogenesis and prevention of intravenous catheter infections. Yale J Biol Med;46:85-93
83. Maki DG, Band JD (1981) A comparative study of polyantibiotic and iodophor ointments in prevention of vascular catheter-related infection. Am J Med;70:739-744
84. Hill RL, Fisher AP, Ware RJ, Wilson S, Casewell MW (1990) Mupirocin for the reduction of colonization of internal jugular cannulae–a randomized controlled trial. J Hosp Infect;15:311-321
85. Henkel T, Finlay J (1999) Emergence of resistance during mupirocin treatment: is it a problem in clinical practice? J Chemother;11:331-337
86. Mimoz O, Pieroni L, Lawrence C, Edouard A, Costa Y, Samii K, Brun-Buisson C (1996) Prospective, randomized trial of two antiseptic solutions for prevention of central venous or arterial catheter colonization and infection in intensive care unit patients. Crit Care Med;24:1818-1823
87. Maki DG, Mermel LA, Klugar D, et al. (2000) The efficacy of a chlohexidine impregnated sponge (Biopatch) for the prevention of intravascular catheter-related infection - a prospective randomized controlled multicenter study (Abstract). Program and Abstracts, Interscience Conference on Antimicrobial Agents and Chemotherapy. Toronto, Ontario, Canada
88. Bonawitz SC, Hammell EJ, Kirkpatrick JR (1991) Prevention of central venous catheter sepsis: a prospective randomized trial. Am Surg;57:618-623
89. Cook D, Randolph A, Kernerman P, Cupido C, King D, Soukup C, Brun-Buisson C (1997) Central venous catheter replacement strategies: a systematic review of the literature. Crit Care Med;25:1417-1424
90. Mermel LA, Farr BM, Sherertz RJ, Raad II, O'Grady N, Harris JS, Craven DE (2001) Guidelines for the management of intravascular catheter-related infections. Clin Infect Dis;32:1249-1272
91. Fatkenheuer G, Buchheidt D, Fuhr HG, Heussel G, Junghanss C, Karthaus M, Kellner O, Kern WV, Kisro J, Sezer O, Sudhoff T, Szelenyi H (2001) Venous catheter-associated infections in patients with neutropenia. Dtsch Med Wochenschr;126:89-95
92. Raad II, Luna M, Khalil SA, Costerton JW, Lam C, Bodey GP (1994) The relationship between the thrombotic and infectious complications of central venous catheters. JAMA;271:1014-1016
93. Smith S, Dawson S, Hennessey R, Andrew M (1991) Maintenance of the patency of indwelling central venous catheters: is heparin necessary? Am J Pediatr Hematol Oncol;13:141-143
94. Stephens LC, Haire WD, Tarantolo S, Reed E, Schmit-Pokorny K, Kessinger A, Klein R (1997) Normal saline versus heparin flush for maintaining central venous catheter patency during apheresis collection of peripheral blood stem cells (PBSC). Transfus Sci;18:187-193
95. Morgan SK, Grush OC, Jernigan D (1989) Unexplained bleeding associated with central venous catheter care. Am J Pediatr Hematol Oncol;11:447-449
96. Henrickson KJ, Axtell RA, Hoover SM, Kuhn SM, Pritchett J, Kehl SC, Klein JP (2000) Prevention of central venous catheter-related infections and thrombotic events in immunocompromised children by the use of vancomycin/ciprofloxacin/heparin flush solution: A randomized, multicenter, double-blind trial. J Clin Oncol;18:1269-1278
97. Kacica MA, Horgan MJ, Ochoa L, Sandler R, Lepow ML, Venezia RA (1994) Prevention of gram-positive sepsis in neonates weighing less than 1500 grams. J Pediatr;125:253-258

98. Rackoff WR, Weiman M, Jakobowski D, Hirschl R, Stallings V, Bilodeau J, Danz P, Bell L, Lange B (1995) A randomized, controlled trial of the efficacy of a heparin and vancomycin solution in preventing central venous catheter infections in children. J Pediatr;127:147-151

99. Schwartz C, Henrickson KJ, Roghmann K, Powell K (1990) Prevention of bacteremia attributed to luminal colonization of tunneled central venous catheters with vancomycin-susceptible organisms. J Clin Oncol;8:1591-1597

100. Spafford PS, Sinkin RA, Cox C, Reubens L, Powell KR (1994) Prevention of central venous catheter-related coagulase-negative staphylococcal sepsis in neonates. J Pediatr;125:259-263

101. Carratala J (2002) The antibiotic-lock technique for therapy of 'highly needed' infected catheters. Clin Microbiol Infect;8:282-289

102. Carratala J, Niubo J, Fernandez-Sevilla A, Juve E, Castellsague X, Berlanga J, Linares J, Gudiol F (1999) Randomized, double-blind trial of an antibiotic-lock technique for prevention of gram-positive central venous catheter-related infection in neutropenic patients with cancer. Antimicrob Agents Chemother;43:2200-2204

103. De Villermay D 1995 The Bionecteur, a cunning catheterization accessory. Rev Infirm;17-19

104. Seymour VM, Dhallu TS, Moss HA, Tebbs SE, Elliot TS 2000 A prospective clinical study to investigate the microbial contamination ofa needleless connector. J Hosp Infect;45:165-168

105. Segura M, Alvarez-Lerma F, Tellado JM, Jimenez-Ferreres J, Oms L, Rello J, Baro T, Sanchez R, Morera A, Mariscal D, Marrugat J, Sitges-Serra A (1996) A clinical trial on the prevention of catheter-related sepsis using a new hub model. Ann Surg;223:363-369

106. Fontaine PJ (1991) Performance of a new softening expanding midline catheter in home intravenous therapy patients. J Intraven Nurs;14:91-99

107. Gardner RM, Schwartz R, Wong HC, Burke JP (1974) Percutaneous indwelling radial-artery catheters for monitoring cardiovascular function. Prospective study of the risk of thrombosis and infection. N Engl J Med;290:1227-1231

108. Band JD, Maki DG 1979 Infections caused by arterial catheters used for hemodynamic monitoring. Am J Med;67:735-741

109. Raad I, Umphrey J, Khan A, Truett LJ, Bodey GP (1993) The duration of placement as a predictor of peripheral and pulmonary arterial catheter infections. J Hosp Infect;23:17-26

110. Franceschi D, Gerding RL, Phillips G, Fratianne RB (1989) Risk factors associated with intravascular catheter infections in burned patients: a prospective, randomized study. J Trauma;29:811-816

111. Lange R, Neander K-D (1991) Wie lange können arterielle Spül-/Drucksysteme belassen werden? Die Schwester/Der Pfleger 30(6), 487-490

112. Pinilla JC, Ross DF, Martin T, Crump H (1983) Study of the incidence of intravascular catheter infection and associated septicemia in critically ill patients. Crit Care Med;11:21-25

113. Singh S, Nelson N, Acosta I, Check FE, Puri VK (1982) Catheter colonization and bacteremia with pulmonary and arterial catheters. Crit Care Med;10:736-739

114. Maki DG, Hassemer CA (1981) Endemic rate of fluid contamination and related septicemia in arterial pressure monitoring. Am J Med;70:733-738

115. Furfaro S, Gauthier M, Lacroix J, Nadeau D, Lafleur L, Mathews S (1991) Arterial catheter-related infections in children. A 1-year cohort analysis. Am J Dis Child;145:1037-1043

116. Kac G, Durain E, Amrein C, Herisson E, Fiemeyer A, Buu-Hoi A (2001) Colonization and infection of pulmonary artery catheter in cardiac surgery patients: epidemiology and multivariate analysis of risk factors. Crit Care Med;29:971-975

117. Mermel LA, McCormick RD, Springman SR, Maki DG (1991) The pathogenesis and epidemiology of catheter-related infection with pulmonary artery Swan-Ganz catheters: a prospective study utilizing molecular subtyping. Am J Med;91:197S-205S

118. Rello J, Coll P, Net A, Prats G (1993) Infection of pulmonary artery catheters. Epidemiologic characteristics and multivariate analysis of risk factors. Chest;103:132-136

119. Frezza EE, Mezghebe H (1998) Indications and complications of arterial catheter use in surgical or medical intensive care units: analysis of 4932 patients. Am Surg;64:127-131

120. Thomas F, Burke JP, Parker J, Orme JF, Jr., Gardner RM, Clemmer TP, Hill GA, MacFarlane P (1983) The risk of infection related to radial vs femoral sites for arterial catheterization. Crit Care Med;11:807-812

121. Senagore A, Waller JD, Bonnell BW, Bursch LR, Scholten DJ (1987) Pulmonary artery catheterization: a prospective study of internal jugular and subclavian approaches. Crit Care Med;15:35-37

122. Beck-Sague CM, Jarvis WR (1989) Epidemic bloodstream infections associated with pressure transducers: a persistent problem. Infect Control Hosp Epidemiol;10:54-59

123. Mermel LA, Maki DG (1989) Epidemic bloodstream infections from hemodynamic pressure monitoring: signs of the times. Infect Control Hosp Epidemiol;10:47-53

124. Villarino ME, Jarvis WR, O'Hara C, Bresnahan J, Clark N (1989) Epidemic of Serratia marcescens bacteremia in a cardiac intensive care unit. J Clin Microbiol;27:2433-2436

125. Crow S, Conrad SA, Chaney-Rowell C, King JW (1989) Microbial contamination of arterial infusions used for hemodynamic monitoring: a randomized trial of contamination with sampling through conventional stopcocks versus a novel closed system. Infect Control Hosp Epidemiol;10:557-561

126. Solomon SL, Alexander H, Eley JW, Anderson RL, Goodpasture HC, Smart S, Furman RM, Martone WJ (1986) Nosocomial fungemia in neonates associated with intravascular pressure-monitoring devices. Pediatr Infect Dis;5:680-685

127. Weems JJ, Jr., Chamberland ME, Ward J, Willy M, Padhye AA, Solomon SL (1987) Candida parapsilosis fungemia associated with parenteral nutrition and contaminated blood pressure transducers. J Clin Microbiol;25:1029-1032

128. Anonymus (1993) Evaluation of the effects of heparinized and nonheparinized flush solutions on the patency of arterial pressure monitoring lines: the AACN Thunder Project. By the American Association of Critical-Care Nurses. Am J Crit Care;2:3-15

129. Clifton GD, Branson P, Kelly HJ, Dotson LR, Record KE, Phillips BA, Thompson JR (1991) Comparison of normal saline and heparin solutions for maintenance of arterial catheter patency. Heart Lung;20:115-118

130. Branson PK, McCoy RA, Phillips BA, Clifton GD (1993) Efficacy of 1.4 percent sodium citrate in maintaining arterial catheter patency in patients in a medical ICU. Chest;103:882-885

131. Leroy O, Billiau V, Beuscart C, Santre C, Chidiac C, Ramage C, Mouton Y (1989) Nosocomial infections associated with long-term radial artery cannulation. Intensive Care Med;15:241-246

132. Blot F, Chachaty E, Raynard B, Antoun S, Bourgain JL, Nitenberg G (2001) Mechanisms and risk factors for infection of pulmonary artery catheters and introducer sheaths in cancer patients admitted to an intensive care unit. J Hosp Infect;48:289-297

133. Luskin RL, Weinstein RA, Nathan C, Chamberlin WH, Kabins SA (1986) Extended use of disposable pressure transducers. A bacteriologic evaluation. JAMA;255:916-920

134. McLane C, Morris L, Holm K (1998) A comparison of intravascular pressure monitoring system contamination and patient bacteremia with use of 48- and 72-hour system change intervals. Heart Lung;27:200-208

135. O'Malley MK, Rhame FS, Cerra FB, McComb RC (1994) Value of routine pressure monitoring system changes after 72 hours of continuous use. Crit Care Med;22:1424-1430

136. Shinozaki T, Deane RS, Mazuzan JE, Jr., Hamel AJ, Hazelton D (1983) Bacterial contamination of arterial lines. A prospective study. JAMA;249:223-225

137. Gurudev KC, Ramkumar TS, Pathak V, Prabhakar KS, Bhaskar S, Prakash KC, Mani MK (1992) Subclavian vein catheters for haemodialysis with and without a subcutaneous tunnel. J Assoc Physicians India;40:370-373

138. Moss AH, McLaughlin MM, Lempert KD, Holley JL (1988) Use of a silicone catheter with a Dacron cuff for dialysis short-term vascular access. Am J Kidney Dis;12:492-498
139. Bambauer R, Mestres P, Pirrung KJ (1992) Frequency, therapy, and prevention of infections associated with large bore catheters. ASAIO J;38:96-101
140. Trerotola SO, Johnson MS, Shah H, Kraus MA, McKusky MA, Ambrosius WT, Harris VJ, Snidow JJ (1998) Tunneled hemodialysis catheters: use of a silver-coated catheter for prevention of infection–a randomized study. Radiology;207:491-496
141. Souweine B, Traore O, Aublet-Cuvelier B, Badrikian L, Bret L, Sirot J, Gazuy N, Laveran H, Deteix P (1999) Dialysis and central venous catheter infections in critically ill patients: results of a prospective study. Crit Care Med;27:2394-2398
142. Zaleski GX, Funaki B, Lorenz JM, Garofalo RS, Moscatel MA, Rosenblum JD, Leef JA (1999) Experience with tunneled femoral hemodialysis catheters. AJR Am J Roentgenol;172:493-496
143. Sesso R, Barbosa D, Leme IL, Sader H, Canziani ME, Manfredi S, Draibe S, Pignatari AC (1998) Staphylococcus aureus prophylaxis in hemodialysis patients using central venous catheter: effect of mupirocin ointment. J Am Soc Nephrol;9:1085-1092
144. Bard H, Albert G, Teasdale F, Doray B, Martineau B (1973) Prophylactic antibiotics in chronic umbilical artery catheterization in respiratory distress syndrome. Arch Dis Child;48:630-635
145. Krauss AN, Albert RF, Kannan MM (1970) Contamination of umbilical catheters in the newborn infant. J Pediatr;77:965-969
146. Landers S, Moise AA, Fraley JK, Smith EO, Baker CJ (1991) Factors associated with umbilical catheter-related sepsis in neonates. Am J Dis Child;145:675-680
147. Balagtas RC, Bell CE, Edwards LD, Levin S (1971) Risk of local and systemic infections associated with umbilical vein catheterization: a prospective study in 86 newborn patients. Pediatrics;48:359-367
148. Barrington KJ (2000) Umbilical artery catheters in the newborn: effects of catheter materials. Cochrane Database Syst Rev;CD000949
149. Barrington KJ (2000) Umbilical artery catheters in the newborn: effects of catheter design (end vs side hole). Cochrane Database Syst Rev;CD000508
150. Green C, Yohannan MD (1998) Umbilical arterial and venous catheters: placement, use, and complications. Neonatal Netw;17:23-28
151. Khilnani P, Goldstein B, Todres ID (1991) Double lumen umbilical venous catheters in critically ill neonates: a randomized prospective study. Crit Care Med;19:1348-1351
152. Pinheiro JM, Fisher MA (1992) Use of a triple-lumen catheter for umbilical venous access in the neonate. J Pediatr;120:624-626
153. Linder N, Davidovitch N, Reichman B, Kuint J, Lubin D, Meyerovitch J, Sela BA, Dolfin Z, Sack J (1997) Topical iodine-containing antiseptics and subclinical hypothyroidism in preterm infants. J Pediatr;131:434-439
154. Miller KL, Coen PE, White WJ, Hurst WJ, Achey BE, Lang CM (1989) Effectiveness of skin absorption of tincture of I in blocking radioiodine from the human thyroid gland. Health Phys;56:911-914
155. Adam RD, Edwards LD, Becker CC, Schrom HM (1982) Semiquantitative cultures and routine tip cultures on umbilical catheters. J Pediatr;100:123-126
156. Barrington KJ (2000) Umbilical artery catheters in the newborn: effects of heparin. Cochrane Database Syst Rev;CD000507
157. Ankola PA, Atakent YS (1993) Effect of adding heparin in very low concentration to the infusate to prolong the patency of umbilical artery catheters. Am J Perinatol;10:229-232
158. Willnow U (1998) Implantable catheter systems. Schweiz Rundsch Med Prax;87:1135-1139
159. Schuman ES, Winters V, Gross GF, Hayes JF (1985) Management of Hickman catheter sepsis. Am J Surg;149:627-628
160. Pegues D, Axelrod P, McClarren C, Eisenberg BL, Hoffman JP, Ottery FD, Keidan RD, Boraas M, Weese J (1992) Comparison of infections in Hickman and implanted port catheters in adult solid tumor patients. J Surg Oncol;49:156-162

161. Hadjilaskari P, Bruhmuller S, Fengler R, Hartmann R, Waldschmidt J, Henze G (1990) Long-term experiences with central venous catheters in pediatric oncology. Monatsschr Kinderheilkd;138:26-30

162. Stamou SC, Maltezou HC, Pourtsidis A, Psaltopoulou T, Skondras C, Aivazoglou T (1999) Hickman-Broviac catheter-related infections in children with malignancies. Mt Sinai J Med;66:320-326

163. Johnson PR, Decker MD, Edwards KM, Schaffner W, Wright PF (1986) Frequency of broviac catheter infections in pediatric oncology patients. J Infect Dis;154:570-578

164. Elishoov H, Or R, Strauss N, Engelhard D (1998) Nosocomial colonization, septicemia, and Hickman/Broviac catheter-related infections in bone marrow transplant recipients. A 5-year prospective study. Medicine (Baltimore);77:83-101

165. Baier PK, Pisarski P, Imdahl A (2000) Implanted venous catheters and port systems. MMW Fortschr Med;142:38-40

166. Pongratz S, Maier-Dobersberger TM, Lochs H (1994) Home parenteral nurtition with a completely implantable catheter (Port-a-Cath). Aktuelle Ernährungsmedizin 19 , 25-28

167. Early TF, Gregory RT, Wheeler JR, Snyder SO, Jr., Gayle RG (1990) Increased infection rate in double-lumen versus single-lumen Hickman catheters in cancer patients. South Med J;83:34-36

168. Newman KA, Reed WP, Schimpff SC, Bustamante CI, Wade JC (1993) Hickman catheters in association with intensive cancer chemotherapy. Support Care Cancer;1:92-97

169. Tavecchio L, Bedini AV, Lanocita R, Patelli GL, Donati I, Ravasi G (1996) Long-term infusion in cancer chemotherapy with the Groshong catheter via the inferior vena cava. Tumori;82:372-375

170. Elduayen B, Martinez-Cuesta A, Vivas I, Delgado C, Pueyo JC, Bilbao JI (2000) Central venous catheter placement in the inferior vena cava via the direct translumbar approach. Eur Radiol;10:450-454

171. Craft PS, May J, Dorigo A, Hoy C, Plant A (1996) Hickman catheters: left-sided insertion, male gender, and obesity are associated with an increased risk of complications. Aust N Z J Med;26:33-39

172. Ahmed Z, Mohyuddin Z (1998) Complications associated with different insertion techniques for Hickman catheters. Postgrad Med J;74:104-107

173. Bakker J, van Overhagen H, Wielenga J, de Marie S, Nouwen J, de Ridder MA, Lameris JS (1998) Infectious complications of radiologically inserted Hickman catheters in patients with hematologic disorders. Cardiovasc Intervent Radiol;21:116-121

174. Nouwen JL, Wielenga JJ, van Overhagen H, Lameris JS, Kluytmans JA, Behrendt MD, Hop WC, Verbrugh HA, de Marie S (1999) Hickman catheter-related infections in neutropenic patients: insertion in the operating theater versus insertion in the radiology suite. J Clin Oncol;17:1304

175. Hayward SR, Ledgerwood AM, Lucas CE (1990) The fate of 100 prolonged venous access devices. Am Surg;56:515-519

176. Morton JE, Jan-Mohamed RM, Barker HF, Milligan DW (1991) Percutaneous insertion of subclavian Hickman catheters. Bone Marrow Transplant;7:39-41

177. Al Sibai MB, Harder EJ, Faskin RW, Johnson GW, Padmos MA (1987) The value of prophylactic antibiotics during the insertion of long-term indwelling silastic right atrial catheters in cancer patients. Cancer;60:1891-1895

178. Giacchino M, Vai S, Savant-Levet P, Balbo L, Oderda S, Massara FM, Ferrero PC, Valori A, Miniero R (1996) Indwelling central venous catheters after discontinuation of therapy and risk of infection in children with cancer. Minerva Pediatr;48:445-449

179. Mirro J, Jr., Rao BN, Kumar M, Rafferty M, Hancock M, Austin BA, Fairclough D, Lobe TE (1990) A comparison of placement techniques and complications of externalized catheters and implantable port use in children with cancer. J Pediatr Surg;25:120-124

180. Ballarini C, Intra M, Pisani CA, Cordovana A, Pagani M, Farina G, Perrone S, Tomirotti M, Scanni A, Spina GP (1999) Complications of subcutaneous infusion port in the general oncology population. Oncology;56:97-102

181. Barrios CH, Zuke JE, Blaes B, Hirsch JD, Lyss AP (1992) Evaluation of an implantable venous access system in a general oncology population. Oncology;49:474-478
182. de Gregorio MA, Miguelena JM, Fernandez JA, de Gregorio C, Tres A, Alfonso ER (1996) Subcutaneous ports in the radiology suite: an effective and safe procedure for care in cancer patients. Eur Radiol;6:748-752
183. Brothers TE, Von Moll LK, Niederhuber JE, Roberts JA, Walker-Andrews S, Ensminger WD (1988) Experience with subcutaneous infusion ports in three hundred patients. Surg Gynecol Obstet;166:295-301
184. Denny DF, Jr (1993) Placement and management of long-term central venous access catheters and ports. AJR Am J Roentgenol;161:385-393
185. Haindl H, Müller H, Schmoll E (1993) Portsysteme. Springer, Berlin, Heidelberg
186. Gorbea HF, Snydman DR, Delaney A, Stockman J, Martin WJ (1984) Intravenous tubing with burettes can be safely changed at 48-hour intervals. JAMA;251:2112-2115
187. Maki DG, Botticelli JT, LeRoy ML, Thielke TS (1987) Prospective study of replacing administration sets for intravenous therapy at 48- vs 72-hour intervals. 72 hours is safe and cost-effective. JAMA;258:1777-1781
188. Band JD, Maki DG (1979) Safety of changing intravenous delivery systems at longer than 24-hour intervals. Ann Intern Med;91:173-178
189. Snydman DR, Donnelly-Reidy M, Perry LK, Martin WJ (1987) Intravenous tubing containing burettes can be safely changed at 72 hour intervals. Infect Control;8:113-116
190. Josephson A, Gombert ME, Sierra MF, Karanfil LV, Tansino GF (1985) The relationship between intravenous fluid contamination and the frequency of tubing replacement. Infect Control;6:367-370
191. Jakobsen CJ, Grabe N, Nielsen E, Hojbjerg T, Damm M, Lorentzen K, Ersgaard HV, Villadsen J, Heebol-Holm B, Madsen JI (1986) Contamination of intravenous infusion systems-the effect of changing administration sets. J Hosp Infect;8:217-223
192. Carbognani D, Raveneau J, Cazalaa JB, Nguyen HN, Vernon M, Barrier G (1988) Contamination by microorganisms of the lines of AVI 200 perfusion pumps after 24, 48 and 72 hours' use. Preliminary results. Agressologie;29:833-840
193. Matlow AG, Kitai I, Kirpalani H, Chapman NH, Corey M, Perlman M, Pencharz P, Jewell S, Phillips-Gordon C, Summerbell R, Ford-Jones EL (1999) A randomized trial of 72- versus 24-hour intravenous tubing set changes in newborns receiving lipid therapy. Infect Control Hosp Epidemiol;20:487-493
194. Didier ME, Fischer S, Maki DG (1998) Total nutrient admixtures appear safer than lipid emulsion alone as regards microbial contamination: growth properties of microbial pathogens at room temperature. JPEN J Parenter Enteral Nutr;22:291-296
195. Sitges-Serra A, Linares J, Perez JL, Jaurrieta E, Lorente L (1985) A randomized trial on the effect of tubing changes on hub contamination and catheter sepsis during parenteral nutrition. JPEN J Parenter Enteral Nutr;9:322-325
196. Robathan G, Woodger S, Merante D (1995) A prospective study evaluating the effects of extending total parenteral nutrition line changes to 72 hours. J Intraven Nurs;18:84-87
197. Bundesärztekammer (2000) Richtlinien zur Gewinnung von Blut und Blutbestandteilen und zur Anwendung von Blutprodukten (Hämotherapie). Bundesgesundheitsblatt, 43:555-589
198. Sitges-Serra A (1999) Strategies for prevention of catheter-related bloodstream infections. Support Care Cancer;7:391-395
199. Salzman MB, Isenberg HD, Rubin LG (1993) Use of disinfectants to reduce microbial contamination of hubs of vascular catheters. J Clin Microbiol;31:475-479
200. Bivins BA, Rapp RP, DeLuca PP, McKean H, Griffen WO, Jr (1979) Final inline filtration: a means of decreasing the incidence of infusion phlebitis. Surgery;85:388-394
201. Falchuk KH, Peterson L, McNeil BJ (1985) Microparticulate-induced phlebitis. Its prevention by in-line filtration. N Engl J Med;312:78-82
202. DeLuca PP, Rapp RP, Bivins B, McKean HE, Griffen WO (1975) Filtration and infusion phlebitis: a double-blind prospective clinical study. Am J Hosp Pharm;32:1001-1007

203. Baumgartner TG, Schmidt GL, Thakker KM, Sitren HS, Cerda JJ, Mahaffey SM, Copeland EM, III (1986) Bacterial endotoxin retention by inline intravenous filters. Am J Hosp Pharm;43:681-684
204. Beham A, Necek S (1981) Bacteriological and technical testing of an 0.2-micrometer air-eliminating infusion filter (author's transl). Anaesthesist;30:427-429
205. Geiss HK, Batzer A, Sonntag HG (1992) Untersuchung zur Keimrückhaltung von In-line-Infusionsfiltern in der Intensivmedizin. Hygiene und Medizin;17:412-426
206. Newall F, Ranson K, Robertson J (1998) Use of in-line filters in pediatric intravenous therapy. J Intraven Nurs;21:166-170
207. Keammerer D, Mayhall CG, Hall GO, Pesko LJ, Thomas RB (1983) Microbial growth patterns in intravenous fat emulsions. Am J Hosp Pharm;40:1650-1653
208. Melly MA, Meng HC, Schaffner W (1975) Microbial growth in lipid emulsions used in parenteral nutrition. Arch Surg;110:1479-1481
209. Gilbert M, Gallagher SC, Eads M, Elmore MF (1986) Microbial growth patterns in a total parenteral nutrition formulation containing lipid emulsion. JPEN J Parenter Enteral Nutr;10:494-497
210. Ohlsson LJ, Rydberg TS, Eden T, Glimhall BA, Thulin LA (1995) Microbiologic and economic evaluation of multiday infusion pumps for control of cancer pain. Ann Pharmacother;29:972-976
211. Alter MJ, Ahtone J, Maynard JE (1983) Hepatitis B virus transmission associated with a multiple-dose vial in a hemodialysis unit. Ann Intern Med;99:330-333
212. Kothari T, Reyes MP, Brooks N (1977) Pseudomonas cepacia septic arthritis due to intra-articular injections of methylprednisolone. Can Med Assoc J;116:1230, 1232, 1235
213. Nakashima AK, Highsmith AK, Martone WJ (1987) Survival of Serratia marcescens in benzalkonium chloride and in multiple-dose medication vials: relationship to epidemic septic arthritis. J Clin Microbiol;25:1019-1021
214. Oren I, Hershow RC, Ben Porath E, Krivoy N, Goldstein N, Rishpon S, Shouval D, Hadler SC, Alter MJ, Maynard JE (1989) A common-source outbreak of fulminant hepatitis B in a hospital. Ann Intern Med;110:691-698
215. Hauer T, Dziekan G, Kruger WA, Ruden H, Daschner F (2000) Reasonable and unreasonable hygiene measures in anesthesia in the intensive care unit. Anaesthesist;49:96-101
216. Melnyk PS, Shevchuk YM, Conly JM, Richardson CJ (1993) Contamination study of multiple-dose vials. Ann Pharmacother;27:274-278
217. Plott RT, Wagner RF, Jr., Tyring SK (1990) Iatrogenic contamination of multidose vials in simulated use. A reassessment of current patient injection technique. Arch Dermatol;126:1441-1444
218. Ohgke H, Krauß R (1997) Senkung des Kontaminationsrisikos bei der Entnahme von Medikamenten aus Mehrdosisbehältnissen. Die Schwester–Der Pfleger 5
219. Santell JP (1992) Expiration dating of multidose vials. Am J Hosp Pharm;49:2672-2673

Die Empfehlungen wurden ehrenamtlich und ohne Einflussnahme kommerzieller Interessengruppen im Auftrag der Kommission für Krankenhaushygiene und Infektionsprävention von einer Arbeitsgruppe unter der Leitung von M. Trautmann (unter Mitarbeit von B. Jansen, P. Frey, H. Hummler, M. Rasche, I. Scheringer und B. Schwalbe) sowie von den Mitgliedern und Gästen der Kommission für Krankenhaushygiene und Infektionsprävention unter Berücksichtigung der Stellungnahmen im Rahmen eines etablierten Anhörungsverfahrens erarbeitet und schließlich von den Mitgliedern der Kommission genehmigt.

6 Antimikrobiell beschichtete Katheter

Da die Richtlinie für Krankenhaushygiene nur kurz auf die Rolle antimikrobiell beschichteter Katheter eingeht, sollen die hierzu vorliegenden Daten ausführlicher dargestellt werden.

In Deutschland sind derzeit zwei Typen von antiseptisch beschichteten bzw. imprägnierten Kathetern im Handel, und zwar

- zum einen ein außenseitig mit Chlorhexidin und Silbersulfadiazin beschichteter Katheter (Arrowguard blue, Arrow Deutschland GmbH, Erding),
- zum anderen verschiedene silberimprägnierte bzw. mit Silberionen durchsetzte Katheter (Multicath Expert, Vygon GmbH, Aachen; Logicath AgTive, Medex Medical, Klein-Winternheim; Oligon Vantex, Edwards GmbH, Unterschleissheim).

In Kürze ist in den USA und Europa die Zulassung eines weiterentwikkelten antiseptischen Katheters, der außen- und innenseitig mit Chlorhexidin und Silbersulfadiazin beschichtet ist, zu erwarten. Außereuropäisch ist ferner ein Katheter im Handel, der die Antibiotika Minocyklin und Rifampicin enthält (Spectrum-Katheter, Cook Critical Care, USA); dieser Katheter wird in naher Zukunft in Deutschland ebenfalls verfügbar sein. Katheter, die mit anderen Antiseptika oder Antibiotika beschichtet oder imprägniert wurden, wie z.B. mit Benzalkoniumchlorid, Cefazolin oder Teicoplanin, wurden zwar experimentell und z.T. auch klinisch untersucht, sind jedoch derzeit nicht im Handel erhältlich.

Chlorhexidin-/silbersulfadiazinhaltige Katheter. Zu diesem Katheter liegen umfangreiche präklinische und klinische Untersuchungsergebnisse vor. Diese beziehen sich derzeit noch ausschließlich auf den außenseitig mit den beiden Substanzen beschichteten Katheter. In einer Studie von Maki und Mitarbeitern aus dem Jahre 1997 senkte der Gebrauch beschichteter Katheter die Septikämierate von 7,6 Infektionen pro 1000 Kathetertage (4,6% der Katheter) auf 1,6 Infektionen pro 1000 Kathetertage (1,0% der Katheter)(p=0,03) (Maki et al., 1997).

Veenstra und Mitarbeiter analysierten in Form einer Meta-Analyse 11 Studien, die mit diesem Katheter durchgeführt wurden und die zwischen

28 und 288 Patienten umfassten. Im Mittel wurde die Wahrscheinlichkeit einer mikrobiellen Besiedlung der Katheter um 56% reduziert (p<0,001), das Septikämierisiko sank um 44% (p<0,001) (Veenstra et al., 1999a). Die Autoren bezifferten die mittlere erreichbare Kosteneinsparung mit 196 US-Dollar pro inseriertem anti-infektiven Katheter (Veenstra et al., 1999b).

Eine ähnliche ökonomische Analyse führten kürzlich auch Frank und Mitarbeiter am Universitätsklinikum Freiburg durch (Frank et al., 2003). Die Autoren errechneten die durch eine Katheterseptikämie entstehende Verweildauerverlängerung auf zwei medizinischen Intensivstationen mittels eines Mehrstadienmodells mit 2,8 Tagen. Dieser im Vergleich zur US-amerikanischen Literatur relativ niedrige Wert erklärte sich damit, dass die vor Eintritt der Kathetersepsis bestehenden Unterschiede der Verweildauer, bedingt durch die unterschiedliche Erkrankungsschwere der Patienten, rechnerisch eliminiert wurden.

Durch die Verlängerung der Verweildauer entstanden – vor allem bedingt durch vermehrten Antibiotikaeinsatz – zusätzliche Kosten von 231 € pro Septikämiefall. Obwohl der Einkaufspreis des mit Chlorhexidin/Silbersulfadiazin beschichteten Katheters um 21 € höher lag als derjenige unbeschichteter Katheter, errechnete sich durch die vermiedenen Infektionen eine Ersparnis zugunsten des antiseptikabeschichteten Katheters von 2435 € pro 1000 eingesetzte Katheter (Frank et al., 2003).

Minocyklin/Rifampicin-Katheter. Eine Untersuchung von Darouiche und Mitarbeitern verglich den chlorhexidin-/silbersulfadiazinhaltigen Katheter mit dem mit Minocyklin/Rifampicin imprägnierten Katheter. Die Kolonisationsrate der Katheter betrug 22,8% beim Chlorhexidin/Silbersulfadiazin-Katheter und 7,9% beim Minocyklin/Rifampicin-Katheter, die Häufigkeit katheterassoziierter Septikämien betrug 4,1 pro 1000 Kathetertage (Chlorhexidin/Silbersulfadiazin-Katheter) bzw. 0,3 pro 1000 Kathetertage (Minocyklin/Rifampicin-Katheter).

Von den Autoren wurde vermutet, dass die bessere Wirksamkeit des antibiotikahaltigen Katheters damit zusammenhing, dass dieser außen- und innenseitig imprägniert ist und damit auch Schutz gegen eine intraluminale Katheterkolonisation bietet (Darouiche et al., 1999).

Eine Senkung der Rate katheterassoziierter Septikämien um den Faktor 3,7 durch Einsatz des Rifampicin/Minocyklin-Katheters beschrieben kürzlich auch Hanna et al. bei überwiegend immunsupprimierten Patienten auf den medizinischen und chirurgischen Intensivstationen einer Krebsklinik (Hanna et al., 2003).

Ein Nachteil des antibiotikahaltigen Katheters ist allerdings die Tatsache, dass es sich bei den verwendeten Antibiotika um klinisch gebräuchliche Substanzen handelt, von denen das Rifampicin sogar eine wichtige Rolle als Reserve- und Kombinationssubstanz für die Therapie von Staphylokokkeninfektionen spielt. Bei der Abflutung der Antibiotika vom Kathetermaterial gelangen subinhibitorische Substanzmengen in die Haut und üben hierdurch einen Resistenzdruck auf Hautkeime wie z. B. Koagulase-negative Staphylokokken aus. In einer retrospektiven mikrobiologischen Studie über einen Zeitraum von 4 Jahren, in dem etwa 600 mit Minocyklin/Rifampicin imprägnierte Katheter eingesetzt wurden, wurde in einem onkologischen Zentrum ein dramatischer Anstieg der minimalen Hemmkonzentration von Rifampicin gegenüber Koagulase-negativen Staphylokokken von 0,03 auf 128 mg/L beobachtet (Chatzinikolaou et al., 2003). Bei breitem und längerfristigem Einsatz der Katheter ist daher Vorsicht angebracht.

Eine Literaturanalyse zur Frage, wie lange die Wirkung der antimikrobiellen Katheter nach der Insertion anhält, wurde kürzlich von Walder und Mitarbeitern publiziert (Walder et al., 2002). In die Auswertung aufgenommen wurden nur randomisierte, prospektive, kontrollierte Studien. Arbeiten, bei denen es gestattet oder sogar vorgeschrieben war, die Venenkatheter mittels Führungsdraht zu wechseln, wurden nicht in die Analyse einbezogen.

Im Ergebnis wurden 103 Arbeiten aufgefunden, von denen zunächst 27 die Einschlusskriterien erfüllten. Vier dieser Studien wurden bei der weiteren Analyse eliminiert, weil sie entweder ein Patientenkollektiv enthielten, welches schon zuvor einmal beschrieben worden war, oder weil eine historische Kontrollgruppe verwendet worden war. Die letztendlich ausgewerteten Studien verteilten sich auf folgende Kathetertypen:

- Katheter mit Chlorhexidin-Silbersulfadiazin-Beschichtung (zwölf Studien, 1456 Katheter),
- Katheter mit silberimprägnierter Kollagenmanschette (fünf Studien, 328 Katheter),
- antibiotikabeschichtete Katheter (Teicoplanin, Minocyklin plus Rifampicin, Vancomycin oder Cefazolin) (fünf Studien, 329 Katheter) sowie
- silberbeschichtete Katheter (zwei Studien, 206 Katheter).

Ausgewertet wurden zwei Zielgrößen, nämlich

- (a) die Reduktion der Katheterkolonisation, ermittelt nach der Entfernung des Katheters durch die kulturelle Untersuchung der Katheterspitze, sowie
- (b) die katheterassoziierte Septikämie.

Für den Zielparameter „Katheterkolonisation" war das Datenmaterial heterogen, dennoch ergab sich bei Kombination aller Studien ein signifikanter Vorteil für anti-infektive Katheter (relatives Risiko 0,61; 95 % Vertrauensbereich 0,51–0,72). Für den Zielparameter „katheterassoziierte

Septikämie" war das Datenmaterial homogen. Bei Zusammenfassung aller Studien ergab sich ein signifikanter Vorteil für anti-infektive Katheter, mit einem relativen Risiko von 0,63 (95 % Vertrauensbereich 0,45–0,87).

Die Beziehung zwischen Kathetertyp (beschichteter Katheter bzw. Kontrollkatheter) und dem Zielparameter „Kolonisation" bzw. „Septikämie" ist aus Abbildung 6.**1a** u. **b** ersichtlich. In dieser Abbildung symbolisiert die Größe der Kreise die Größe des untersuchten Patientenkollektivs in der jeweiligen Studie. Die Tatsache, dass sich die meisten Kreise links von der Gleichwertigkeitslinie (gestrichelte Linie) befinden, verdeutlicht den Vorteil anti-infektiver Katheter.

Nicht alle Studien gaben die mittlere Liegedauer der Katheter an, sodass insgesamt nur 15 Studien im Hinblick auf diesen Parameter analysiert werden konnten. Abbildung 6.**2** zeigt den Zusammenhang zwischen mittlerer Liegedauer und anti-infektivem Effekt der Katheter im Hinblick auf den Zielparameter „katheterassoziierte Septikämie". Es ist erkennbar, dass für antibiotikabeschichtete Katheter nur zwei Studien mit kurzer mittlerer Liegedauer von ≤ 1 Woche vorliegen, die beide einen günstigen Effekt der beschichteten Katheter zeigen.

Bei Kathetern mit silberimprägnierter Kollagenmanschette (Abb. 6.**2**, mittleres Tableau) sowie solchen mit Chlorhexidin-Silbersulfadiazin-Beschichtung (Abb. 6.**2**, rechtes Tableau) nahm der Effekt mit zunehmender Liegedauer ab. Bei der letzten Gruppe betrug das relative Risiko einer Septikämie bei einer kurzen Liegedauer von bis zu 7 Tagen 0,48 (95 % Vertrauensbereich 0,25–0,91, somit signifikant), bei einer Liegedauer von > 7 Tagen nur noch 0,94 (nicht mehr signifikant). Allerdings liegen

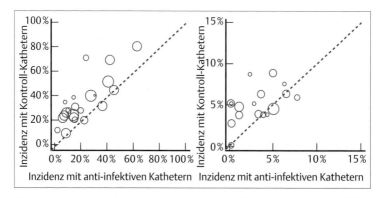

Abb. 6.**1a** u. **b** Meta-Analyse zum Effekt antimikrobiell beschichteter Katheter. Dargestellt ist die Beziehung zwischen der Inzidenz von Katheterkolonisationen (**a**) und Katheterseptikämien (**b**) und Kathetertyp. Die Größe der Kreise symbolisiert die Patientenzahl in der jeweiligen Studie (nach Walder et al., 2002).

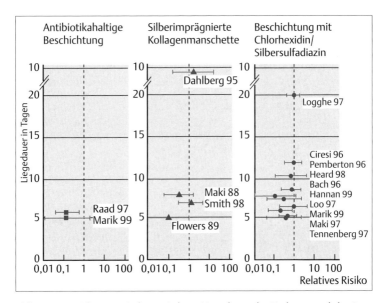

Abb. 6.2 Beziehung zwischen mittlerer Liegedauer der Katheter und der Rate katheterassoziierter Septikämien in randomisierten Studien. Auf der x-Achse ist das relative Risiko für eine katheterassoziierte Septikämie bei Verwendung eines antimikrobiellen Katheters versus eines unbeschichteten Katheters aufgetragen. Eine Abweichung nach links unter den Wert 1 signalisiert einen Vorteil der antimikrobiellen Katheter (nach Walder et al., 2002).

dieser Analyse nur drei Studien, in denen die mittlere Katheterliegedauer mehr als 10 Tage betrug, zugrunde.

Da Ex-vivo-Untersuchungen zur Persistenz des antibakteriellen Effekts chlorhexidin-/silbersulfadiazinhaltiger Katheter auch noch nach 20 Tagen eine antimikrobielle Aktivität gezeigt haben (Hemmhöfe von > 7–8 mm), kann von einer klinischen Wirksamkeit für ca. zwei bis drei Wochen ausgegangen werden (Abb. 6.**3**) (Fey et al., 2000, Bach et al., 1996).

Nebenwirkungen der chlorhexidin-/silbersulfadiazinhaltigen Katheter sind weltweit bisher nur in wenigen Einzelfällen in Form akuter allergischer Reaktionen aufgetreten.

Zusammengefasst zeigen die bisherigen Studien einen signifikanten klinischen Effekt der chlorhexidin-/silbersulfadiazinhaltigen Katheter, der vor allem dann genutzt werden kann, wenn die Rate katheterassoziierter Septikämien auf einer Intensivstation trotz Einhaltung aller anerkannten Präventionsmaßnahmen erhöht bleibt. Eine Indikation be-

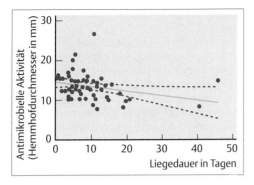

Abb. 6.3 Antimikrobielle Aktivität von mit Chlorhexidin/Silbersulfadiazin beschichteten Venenkathetern bei einer Liegedauer von bis zu 45 Tagen im Patienten. Als Maß der antimikrobiellen Aktivität wurde der Hemmhofdurchmesser von 1 cm langen Kathetersegmenten gegenüber einem Prüfstamm von S. epidermidis bestimmt. Kontrollkatheter ohne antimikrobiellen Wirkstoff verursachen keine Hemmhöfe (nach Fey et al., 2000).

steht auch bei Patienten mit besonders hohem Risiko für katheterassoziierte Infektionen, wie z. B. neutropenische Patienten.

Der Einsatz der antiseptischen Katheter dürfte sich bei voraussehbaren Katheterliegezeiten von 4–20 Tagen lohnen. In Deutschland hat die Kommission für Krankenhaushygiene und Infektionsprävention beim Robert-Koch-Institut keine Empfehlung für die Verwendung chlorhexidin-/silbersulfadiazinhaltiger Katheter abgegeben. In den USA lautet die entsprechende Empfehlung des HICPAC-Komitees: „The decision to use chlorhexidin/silver sulfadiazine or minocycline/rifampin impregnated catheters should be based on the need to enhance prevention of catheter-related bloodstream infection ... balanced against the concern for emergence of resistant pathogens and the cost of implementing this strategy." (O'Grady et al., 2002).

Silberimprägnierte Katheter. Silber übt seinen antimikrobiellen Effekt einerseits durch Einbau in die bakterielle DNS und Störung der DNS-Replikation, andererseits durch Blockierung der Atmungskette der Mikroorganismen aus. Silberionen werden z. B. für die Wasserdesinfektion mit Erfolg verwendet. Im Gegensatz zu Antibiotika und Antiseptika ist eine Resistenzentstehung aufgrund des physikochemischen Effekts nicht zu befürchten.

Für Venenkatheter mit Silberbeladung bzw. Silberimprägnierung liegen derzeit vier prospektive klinische Studien vor, von denen jedoch eine aufgrund einer sehr geringen Fallzahl keine Rückschlüsse auf den klinischen Effekt erlaubt (Carbon et al., 1999).

Die Studie von Böswald et al. untersuchte die Infektionsinzidenz bei Verwendung des so genannten **„Erlanger" Silberkatheters**. Dieser Katheter enthielt kleinste, in der Polyurethanmatrix verteilte Silberpartikel. Eine klinische Auswertung wurde bei 113 Silber- und 150 Kontrollkathetern vorgenommen, deren Liegezeit bei den Patienten (Kindern und Erwachsenen) $\geq$ 5 Tage betrug. 165 Katheter (86 in der Silber- und 79 in der Kontrollgruppe) wurden nach Entfernung mikrobiologisch untersucht. Die Besiedlungsrate betrug 12/86 (14%) in der Silber- und 18/79 (22,8%) in der Kontrollgruppe, während die Rate der Katheterseptikämien 14,2/1000 Kathetertage in der Silber- und 22,8/1000 Kathetertage in der Kontrollgruppe betrug (p<0,005).

Im Vergleich zu international publizierten Katheterseptikämie-Raten sind diese Zahlen exzessiv hoch, was zumindest zum Teil mit einer von den Autoren selbst entwickelten, nicht mit den CDC-Kriterien vergleichbaren Definition der katheterassoziierten Septikämie zusammenhängen dürfte (Böswald M et al, 1999). Die Interpretation dieser Studie ist daher schwierig.

Eine Studie von Goldschmidt et al. mit dem gleichen Kathetertyp ergab bei onkologischen Patienten eine Reduktion aller katheterassoziierten Infektionen von 21,2% (Kontrollkatheter, n=113) auf 10,2% (Silberkatheter, n=120) sowie der katheterassoziierten Septikämien von 8,8% auf 5%. Leider wurden die Daten nicht auf Liegetage standardisiert. Die mittlere Katheterliegedauer betrug in dieser Studie 13 Tage (Goldschmidt et al., 1995).

Der **Oligon-Vantex-Silberkatheter** stellt eine Fortentwicklung des Erlanger Silberkatheters dar. Er enthält neben elementarem Silber auch Platinpartikel. In einer multizentrischen Studie auf chirurgischen und medizinischen Intensivstationen zeigte dieser Katheter bei Entfernung eine signifikant niedrigere Katheterbesiedlungsrate als der Kontrollkatheter (Ranucci et al., 2003). Eine weitere prospektive klinische Studie mit diesem Katheter umfasste eine Gesamtzahl von 206 Kathetern (103 in der Silber- und 103 in der Kontrollgruppe). Diese Studie wendete die CDC-Definitionen an und zeigte eine signifikante Reduktion der Katheterseptikämien von 2,8/1000 Kathetertage in der Kontrollgruppe auf 0,8/1000 Kathetertage in der Silbergruppe (p<0,001) (Corral et al., 2003). Insgesamt liefert nur die letztgenannte Studie mit der internationalen Literatur vergleichbare Daten, die einen günstigen Effekt dieses Katheters belegen.

Der **Logicath-AgTive-Katheter** der Fa. Medex ist als ein- oder mehrlumige Version erhältlich. Pro 100 g Polyurethanmaterial enthält dieser Katheter 0,8 g elementares Silber in Form von Nanopartikeln. Neben dem

Katheter selbst ist auch der Katheterkonus sowie bei mehrlumigen Ausführungen das Delta mit Silber imprägniert, während die freien Endschenkel der Lumina durchsichtig gelassen wurden, um eine bessere optische Kontrolle der Infusionslösungen zu ermöglichen.

Eine prospektive, randomisierte Studie mit diesem Katheter wird derzeit durchgeführt. Die Ergebnisse solcher klinischen Untersuchungen werden benötigt, um den Effekt, auch im Hinblick auf die Kostenbilanz, abschätzen zu können. Ein Vorteil der Silberkatheter könnte darin liegen, dass die antimikrobielle Aktivität während der bisher geprüften Zeiträume von bis zu 30 Tagen keine Veränderung erfährt (Fachinformation Multicath Expert, Vygon GmbH, Aachen).

Kernaussagen

- Klinische Studien zeigen einen signifikanten, infektionsverhindernden Effekt chlorhexidin/silbersulfadiazinhaltiger Katheter.
- Kosten-/Nutzenanalysen zeigten einen ökonomischen Vorteil bei Verwendung antimikrobieller Katheter.
- Mit Minocyklin/Rifampicin beschichtete Katheter sind in Deutschland noch nicht verfügbar. Klinische Evaluationen waren günstig, aufgrund möglicher Resistenzprobleme (Rifampicin) ist jedoch Vorsicht angebracht.
- Silberimprägnierte Katheter zeigen gute und anhaltende In-vitro-Aktivität, sind jedoch klinisch bisher wenig untersucht. Kosten/Nutzenanalysen liegen ebenfalls noch nicht vor.

7 Katheterverschlüsse und Membrankonnektoren

Beim Öffnen und Wiederverschließen von Infusionssystemen besteht ein hohes Risiko luminaler Kontaminationen. Die Quelle der Erreger sind meistens die Hände, seltener die Umgebungsluft oder der Nasenrachenraum der handelnden Person (z.B. durch Husten und Niesen während der Diskonnektion).

Mandrins. Besonders kritisch ist in diesem Zusammenhang die in Deutschland vielfach geübte Praxis zu sehen, Venenverweilkanülen mit so genannten Mandrins zu verschließen. Bei der Insertion derartiger Mandrins kommt es häufig zu einem Blutrückfluss aus der Verweilkanüle. Hierdurch bildet sich zwischen Kanülenwand und Mandrin ein Thrombus aus, der als Nährboden für mikrobielles Wachstum fungiert. Die Gefahr der Keimvermehrung in der verschlossenen Kanüle resultiert auch aus der Tatsache, dass die Mandrins im Klinikalltag oft mehrmals inseriert werden, obwohl es sich um Einmalartikel handelt. Wissenschaftliche Untersuchungen zu den Risiken der Mandrins liegen jedoch nicht vor.

Einwegstopfen. Dreiwegehähne und andere Zugänge zu Infusionsleitungen werden traditionell mit Einwegstopfen, die bei jeder Diskonnektion verworfen werden, verschlossen. Beim Entfernen der Stopfen kommt es häufig zur Berührung des Ansatzkonus mit den Händen. Auch durch Sprechen oder Husten kann es im Moment des Öffnens zum Keimeintrag in die Infusionsleitung kommen. Ähnlich wie bei Venenverweilkanülen fließt auch hier während der Diskonnektion nicht selten Infusionslösung oder Blut aus der Öffnung zurück, sodass Verklebungen und Verunreinigungen die Folge sind.

Membrankonnektoren. Um die genannten Probleme zu umgehen, wurden in den letzten Jahren Membrankonnektoren entwickelt, die anstelle von Mandrins bzw. Kombistopfen eingesetzt werden können. Diese Konnektoren verfügen über eine Gummimembran, die entweder mit einer Nadel durchstochen werden muss oder – bei den so genannten „nadelfreien" Modellen – durch den Konus eines Luer-Ansatzes heruntergedrückt wird (so genannte Ventilkonnektoren).

Bei Verwendung der Membrankonnektoren bleibt das System vollständig geschlossen, sodass zumindest theoretisch ein aseptisches Vorgehen bei Zusatzinjektionen bzw. beim Wechsel von Infusionsleitungen möglich ist. Vor Konnektionen muss eine alkoholische Desinfektion der Membran erfolgen, nach Applikationen eine Spülung mit steriler Kochsalzlösung.

Im Einzelnen sind in Europa im Handel:

- der SegurLock (Fa. Inibsa, Barcelona, Spanien),
- der BD Posiflow (Becton Dickinson, Heidelberg),
- der Connecta Clave (Fa. Ohmeda BV, Bilthoven, Niederlande) und
- der Bionecteur (Fa. Vygon, Aachen),
- der SmartSite (Alaris Medical Systems, Baesweiler) im Handel.

Segur-Lock. Der Segur-Lock besteht aus zwei Teilen. Der weibliche Luer-Teil besteht aus einem Plastikzylinder, der an beiden Enden mit einer Gummimembran verschlossen ist. Die Membranen begrenzen so eine „antiseptische" Kammer, die mit 0,2 ml einer 3 %igen alkoholischen Iodlösung gefüllt ist. Der männliche Luer-Teil besteht aus einer durch ein Kunststoffröhrchen geschützten 20G-Nadel und einem Gewinde. Werden die beiden Teile miteinander verbunden, so durchdringt die 20G-Nadel die antiseptische Kammer. So sollen Kontaminationen, die sich durch die Handhabung ergeben könnten, vermieden werden. Der weibliche Luer-Teil ist dauerhaft mit dem Katheter verbunden (Segura et al., 1996).

Studienergebnisse. In einer prospektiven, randomisierten Studie wurde überprüft, ob das Konnektionsstück in der Lage ist, endoluminale Kontaminationen und katheterassoziierte Septikämien zu verhindern. Es wurden 230 konsekutive Patienten von sieben Intensivstationen in die Studie eingeschlossen und in zwei Gruppen randomisiert. 116 Patienten wurden mit dem Segur-Lock und 114 mit herkömmlichem Luer-Verschlussstopfen versorgt. Die Katheter wurden wegen Infektionsverdacht signifikant häufiger in der Kontrollgruppe gezogen (bei 43,8 % der Patienten mit konventionellen Verschlussstopfen versus nur 30,1 % der Patienten mit dem neuen Konnektor, p<0,001).

Katheterassoziierte Septikämien, die ihren Ursprung am Ansatzkonus hatten, traten signifikant seltener in der Gruppe mit dem neuen Konnektor auf (1,7 % versus 7 %, p<0,049). Die Gesamtrate katheterassoziierter Septikämien wurde ebenfalls reduziert, allerdings erreichte dieser Unterschied nicht das Signifikanzniveau von 5 %. Die Autoren kamen zu dem Schluss, dass das neue Konnektionsstück endoluminale bakterielle Kolonisationen und katheterassoziierte Bakteriämien, die ihren Ursprung im Konnektionsstück haben, wirkungsvoll verhindern kann (Leon et al., 2003).

Connecta Clave. Es handelt sich um einen Ventilmembran-Konnektor, in dessen Inneren sich ein Kunststoffröhrchen mit seitlichen Öffnungen befindet, welches vollständig von einer Silikondichtung umschlossen wird. Beim Aufsetzen oder Aufdrehen eines Luer-Konus wird die Silikondichtung zurückgeschoben und gibt den Infusionsweg in das zentrale

Röhrchen frei. Zieht man die Spritze zurück oder dreht die Infusionsleitung vom Luer-Gewinde ab, so schiebt sich die Silikondichtung wieder über die Öffnungen des Kunststoffröhrchens und verschließt so das Katheterlumen.

Studienergebnisse. In einer Ex-vivo-Studie von Seymour at al. wurde nachgewiesen, dass der Connecta Clave kein erhöhtes Infektionsrisiko gegenüber herkömmlichen Verschlussstopfen birgt (Seymour et al., 2000).

Der klinische Effekt des Connecta Clave wurde kürzlich von Bouza et al. in einer prospektiven, randomisierten Studie an kardiochirurgischen Patienten untersucht. Insgesamt wurden 352 Patienten randomisiert, 178 davon erhielten den Connecta Clave, 174 Patienten einen herkömmlichen Luer-Adapter. Die Rate der katheterassoziierten Bakteriämien war in der Connecta Clave-Gruppe geringer als in der Gruppe mit herkömmlichem Luer-Adapter (3,78 versus 5,89 Septikämien pro 1000 Kathetertage), wobei jedoch keine Signifikanz erreicht wurde. Die Katheterspitze und der Ansatzkonus waren jedoch in der Connecta Clave-Gruppe signifikant seltener bakteriell besiedelt als in der Gruppe mit herkömmlichem Luer-Adapter ($p < 0,0001$).

Die Multivarianz-Analyse zeigte, dass der Connecta Clave, unabhängig von anderen Faktoren signifikant vor Kontamination der Katheterspitze oder vor Kontamination des Konnektionsstücks selbst schützt (Bouza et al., 2003).

BD PosiFlow. Beim PosiFlow handelt es sich ebenfalls um einen einteiligen Ventilmembran-Konnektor. Ähnlich wie der Connecta Clave besitzt er eine Silikondichtung, die den Weg für Flüssigkeiten nur freigibt, wenn sie durch den männlichen Luer-Teil komprimiert wird. Wird der Luer-Adapter entfernt, verschließt die Silikonmembran sofort den Zugang zum Katheter. In einer Studie von Casey et al. wurden 306 Standard-Luer-Verschlüsse (bei 39 Patienten) mit 274 PosiFlow-Konnektionsstücken (bei 38 Patienten) verglichen.

Die durch Abstrichuntersuchungen ermittelte Kontaminationsrate der Dreiwegehähne unterhalb der Konnektoren lag in der PosiFlow-Gruppe mit 6,6 % signifikant unter derjenigen der Gruppe mit konventionellen Verschlussstopfen (18 %; $p < 0,0001$). Klinische Endpunkte wurden in der Studie nicht untersucht. Die Autoren folgerten, dass bei Verwendung des PosiFlow-Konnektors ein geringeres Risiko für endoluminale Kontaminationen besteht (Casey et al., 2003).

Bionecteur. Der Bionecteur ist ein einteiliges Konnektionsstück, welches sich in der Bauart von den übrigen Konnektionsstücken unterscheidet. Eine Gummimembran verschließt auf der patientenfernen Seite des Bionecteur eine Kammer, in der sich eine Metallkanüle befindet. Wird eine Infusionsleitung angeschlossen, so drückt der männliche Luer-Teil die Membran nach unten, und die Metallkanüle perforiert die Membran. Somit ist der Flüssigkeitsweg freigegeben. Wird die Membran heruntergedrückt, staucht sie eine Metallfeder, die um die Metallkanüle liegt. Die Metallfeder schiebt die Silikonmembran nach dem Diskonnektieren wieder über die Metallkanüle zurück und verschließt dadurch das Konnektionsstück (Abb. 7.**1a** u. **b**).

Studienergebnisse. In einer experimentellen Studie wurde gezeigt, dass eine Sprühdesinfektion der Gummimembran diese effektiv desinfiziert. Auch bei artifizieller Einbringung von Erregern in die Kammer resultierte keine Keimverschleppung in das System. Klinisch konnte ein Vorteil des Konnektors aufgrund der geringen Anzahl bisher untersuchter Patienten allerdings noch nicht nachgewiesen werden (Trautmann et al., 2004b).

SmartSite. Es handelt sich ebenfalls um einen einteiligen Konnektor. Ein Silikonkolben mit einer leicht zu desinfizierenden, glatten Oberfläche

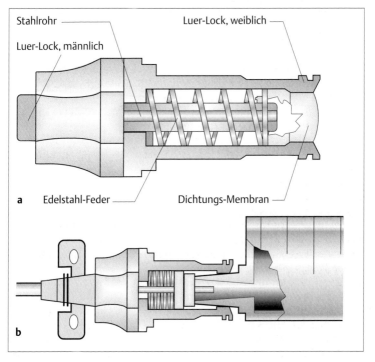

Abb. 7.1a u. **b**   Ansicht des Bionecteur im Querschnitt (**a**) und bei Ansetzen einer Luer-Spritze (**b**).

ist hier fest in ein Gehäuse integriert und bietet so eine sichere Keimbarriere. Der Konnektor ist latex -und metallfrei und druckresistent bis 2 bar. In einer randomisierten klinischen Studie an medizinischen und chirurgischen Intensivpatienten wurden bei 139 zentralen Venenkathetern alle Lumina mit dem Konnektor verschlossen, 139 Kontrollkatheter erhielten stattdessen Dreiwegehähne. Die Inzidenzdichte der Katheter-assoziierten Infektionen lag bei 0,7/1000 Kathetertage in der SmartSite-Gruppe im Vergleich zu 5,0/1000 Kathetertage in der Gruppe mit Dreiwegehähnen (p=0,03) (Yébenes et al., 2004, im Druck).

Fazit. Insgesamt erwiesen sich die neuen Konnektionsstücke in allen Studien als sicher und leicht zu handhaben. Die Ventilmembran-Konnektoren besitzen gegenüber dem Segurlock den Vorteil, dass es sich um nadellose Systeme mit entsprechend geringerem Verletzungsrisiko handelt. Aus arbeitsmedizinischer Sicht sind sie daher zu bevorzugen. Ein positiver klinischer Effekt wurde bisher für den Connecta Clave und den SmartSite nachgewiesen, ist jedoch aufgrund der ähnlichen Funktionsweise auch für den Bionecteur und den Posiflow anzunehmen.

Bei der Einführung in den klinischen Alltag sollten auch ökonomische Aspekte berücksichtigt werden. Aufgrund eigener Berechnungen kann davon ausgegangen werden, dass beispielsweise die Verwendung des Bionecteur gegenüber Einmalverschlusstopfen Kosten sparend ist, wenn dieser Konnektor an Dreiwegehähnen angebracht wird, die mindestens 10-mal täglich geöffnet werden.

Wichtig ist, dass die Konnektoren nicht ohne genaue Einweisung und Schulung des Personals anhand der Herstellerrichtlinien zum Einsatz kommen sollen, da andernfalls Anwendungsfehler auftreten können. Erhöhte Infektionsraten können die Folge sein (Cookson et al., 1998).

Kernaussagen

- Membrankonnektoren erleichtern die aseptische Konnektion/Rekonnektion von Infusionssystemen.
- Ein klinisch positiver Effekt (Verringerung der Septikämierate) wurde in zwei Studien nachgewiesen.
- Nadelfreie Konnektoren sind aus arbeitsmedizinischer Sicht zu bevorzugen.
- Die Herstellerangaben sind unbedingt zu beachten und vor Einsatz der Konnektoren durch Schulungen zu vermitteln.

8 Hygienischer Umgang mit Kathetern, Infusionslösungen und Zubehör

Die in der RKI-Empfehlung (Kap. 5) enthaltenen Grundsätze zur Infusionstherapie sind im Folgenden noch einmal tabellarisch zusammengefasst und um einige spezielle Empfehlungen ergänzt. Nicht in der RKI-Richtlinie enthaltene Empfehlungen sind durch Kursivdruck kenntlich gemacht (Tab. 8.**1**).

Spülung von Kathetern. Sofern die Notwendigkeit besteht, Venenverweilkanülen, zentrale Venenkatheter oder Dreiwegehähne nach Medikamentenapplikationen oder Blutentnahmen zu spülen bzw. zu säubern, empfiehlt die RKI-Kommission die Verwendung steriler physiologischer NaCl-Lösung. Einige Autoren favorisieren demgegenüber nach wie vor den Zusatz von Heparin zu derartigen Spüllösungen.

Die für erwachsene Patienten durchgeführten Studien wurden hierzu von Randolph et al. in Form von zwei Meta-Analysen, getrennt für kurz-

Tabelle 8.**1** Empfehlungen zur Infusionstherapie

Maßnahme	Empfohlenes Vorgehen
Herstellung von Mischinfusionen	Wenn Herstellung auf peripherer Station unvermeidbar: in reinem Arbeitsbereich durch speziell geschultes Personal
Maximale Laufzeit von kolloidalen Lösungen	*Keine Angabe in RKI-Richtlinie. Empfehlung: 24 h*
Maximale Laufzeit von Lösungen zur totalen parenteralen Ernährung	24 h
Maximale Laufzeit von Lipidlösungen	Nach RKI-Richtlinie: 12 h. *Wenn unter LAF-Werkbank hergestellt, ist eine Laufdauer von 24 h vertretbar.*
Maximale Laufzeit von Blutprodukten	6 h
Wechsel von Infusionssystemen für kolloidale Lösungen und TPN-Lösungen	nach 72 h

Tabelle 8.1 Fortsetzung

Maßnahme	Empfohlenes Vorgehen
Wechsel von Infusionssystemen für Lipidlösungen	nach jeder Lipidinfusion, spätestens nach 24 h
Infusionssysteme mit integrierter Perfusorspritze und Dreiwegehahn in der Neonatologie	*Laufdauer der Systeme über 24 h üblich. Voraussetzung für das Wiederaufziehen von TPN-Lösung in die gleiche Perfusorspritze ist absolut aseptisches Vorgehen (kein Berühren des Spritzenkonus, Stempel darf nur an der endständigen Plattform angefasst werden, das Personal muss geschult sein [schriftliche Dokumentation]).*
Wechsel von Transfusionsbestecken	nach Abschluss der Transfusion, spätestens nach 6 h
Maximale Laufzeit von Perfusorspritzen	72 h. Ausnahme siehe oben
Wechsel offener ZVD-Systeme	nach 24 h
Wechsel offener ZVD-Systeme, die am oberen Ende mit einem Sterilfilter verschlossen sind.	nach 72 h
Wechsel geschlossener ZVD-Systeme und arterieller Druckmess-Systeme.	Nach RKI 96 h, *in der Praxis bis 120 h*
Spülung von ZVK oder Venenverweilkanülen	wenn erforderlich, mit steriler 0,9 % NaCl-Lösung
Blockung langliegender Katheter (z. B. Hickman)	*Möglichkeit 1: Heparinverdünnung in NaCl 0,9 %-Lösung herstellen, injizieren, Rest sofort verwerfen. Möglichkeit 2: Kommerziell erhältliches, verdünntes Heparin (derzeit nur Importpräparate) nur für einen Patienten verwenden, Reste verwerfen.*
Desinfektion des Ansatzstücks von Dreiwegehähnen vor/nach Diskonnektion	Nicht empfohlen
Händehygiene bei Dis-/Rekonnektion	Hygienische Händedesinfektion
Verwendung von Ventilmembran-Konnektoren	Keine Aussage in der RKI-Empfehlung. *Einsatz als Alternative zu den roten Kombistopfen empfehlenswert. Neuere Studien zeigen einen klinischen Vorteil.*
Verwendung von In-line-Filtern	Aus hygienischer Sicht nicht erforderlich, ggf. sinnvoll zur Partikelretention

LAF=laminar air flow

liegende zentrale Venenkatheter und periphere Verweilkanülen evaluiert. Aus beiden Analysen ergab sich kein Vorteil für den Heparinzusatz (Randolph et al., 1998a und b).

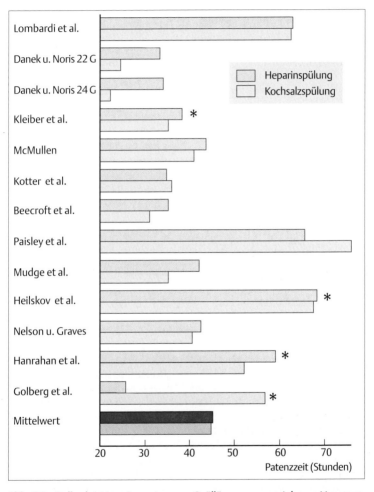

Abb. **8.1** Rolle des Heparinzusatzes zur Spüllösung von peripheren Venenverweilkanülen in randomisierten Studien. Angegeben ist die mittlere Patenzzeit in den Studien, in denen mit 10 IU/ml bzw. 4 IU/ml (Studie Golberg et al.) Heparin gespült wurde und in denen die Patenzzeit als Zahlenwert angegeben wurde. Schwarze Säule = Mittelwert für Heparin; * = Studien, in denen die Clamping-Technik verwendet wurde (nach Trautmann et al., 2004).

Die pädiatrische Literatur wurde kürzlich in einer eigenen Meta-Analyse ausgewertet (Trautmann et al., 2004). Es zeigte sich, dass die durchschnittliche Liegedauer von Venenverweilkanülen in der Pädiatrie ca. 45 Stunden betrug und dass die Liegedauer im Wesentlichen unabhängig von der Art der durchgeführten Spülung war (Abb. 8.**1**). Wichtiger scheint es zu sein, dass die Spülung mit einer Technik durchgeführt wird, bei der ein positiver Druck in der Kanüle aufrechterhalten wird. Zum Beispiel kann die so genannte „Clamping-Technik" angewandt werden, bei der ein Verlängerungsschlauch mit einer Klemme akut verschlossen wird, während das letzte Drittel des Spülvolumens in die Verweilkanüle injiziert wird. Neue Ventilmembran-Konnektoren können direkt auf eine Verweilkanüle aufgeschraubt werden und halten den positiven Druck automatisch aufrecht.

Die Gleichwertigkeit von physiologischer Kochsalzlösung mit Heparinspülungen ist nur für kurzliegende Katheter wissenschaftlich untersucht worden.

Blockung langliegender Katheter. Zur Blockung langliegender Katheter (z. B. Hickman-Katheter, Port, Dialysekatheter) empfiehlt sich dagegen der Zusatz von Heparin zur Blocklösung. Üblicherweise werden Konzentrationen von 10–100 IU/ml Heparin in 0,9%iger NaCl-Lösung hierfür eingesetzt. Das Blockvolumen sollte dem zuvor bestimmten Volumen des entsprechenden Katheterschenkels entsprechen (meist 2–5 ml). Strittig ist, ob die Blocklösung vor der nächsten Verwendung abgezogen werden muss, um dabei zugleich die „Rückläufigkeit" des Katheters zu prüfen. Hygienisch unbedenklicher erscheint es, angesichts der kleinen Heparinmengen diese nach Entfernung des Katheterstopfens vor der nächsten Nutzung des Katheters in den Kreislauf einzuspülen.

Mehrfachentnahme von Lösungen. Eine in der Arztpraxis und im Klinikalltag häufige Vorgehensweise ist die Mehrfachentnahme von Injektionslösungen aus angebrochenen Durchstechampullen, die keine Konservierungsmittel enthalten und daher nach der Europäischen Pharmakopoe nicht als Mehrdosisbehältnisse gelten können. Die RKI-Richtlinie stellt hierzu nur fest, dass es sich nicht um Mehrdosisbehälter handelt und gibt keine weiteren Hinweise zum Umgang mit diesen Behältnissen.

Im klinischen Alltag sind jedoch Mehrfachentnahmen aus angebrochenen Behältnissen üblich. In der Pädiatrie ist eine solche Vorgehensweise sogar genereller Standard, da viele Medikamente nicht in den für kleinere Kinder erforderlichen Mengen bzw. den erforderlichen niedrigen Verdünnungen konfektioniert sind. Ein Verzicht auf mehrfache Entnahme von Teilmengen würde daher in der Pädiatrie erhebliche Kostensteigerungen mit sich bringen und das Risiko von Dosierungsfehlern erhöhen, da Verdünnungen mehrmals am Tag neu hergestellt werden müssten.

Tabelle 8.**2** Umgang mit angebrochenen Parenteralia

Medikament	Empfehlung
Alle angebrochenen Parenteralia	Bei Anbruch Ampulle mit Datum und Uhrzeit des Anbruchs beschriften.
Parenteralia in Injektions- und Infusionsflaschen (z. B. NaCl 0,9 %, Ringer-Laktat, Antibiotikalösungen, andere gelöste/verdünnte Medikamente, keine nähr-stoffhaltige Lösungen wie z. B. Glukoselösungen)	Mehrfachentnahme nur auf Intensivstationen einschließlich neonatologischer Stationen, Aufwachräumen oder in speziellen Ambulanzen oder Bereichen, wie z. B. Dialyse. Das Personal ist speziell zu schulen (schriftliche Dokumentation der Schulungen). Empfohlenes Vorgehen wie folgt: • Anstich mit „Mini-Spike"* oder jeweils einmaliger Anstich mit neuer steriler Kanüle und Spritze nach Desinfektion des Gummiseptums. Aufbewahrung im Kühlschrank bis maximal 24 Stunden. • Für jede Entnahme neue sterile Spritze verwenden. • Falls Arzneimittel in Trägerlösung aufbewahrt werden: Stabilität der aufgelösten Substanz für vorgesehene Standzeit prüfen (Beipackzettel!) • Mehrfachentnahme nur für i.v.-Injektion/Infusion, nicht für i.m.-Injektion oder Injektion in sterile Körperhöhlen.
NaCl 0,9 % in 50 ml-Infusionsflasche am Krankenbett (Intensivstation, Aufwachraum, Dialyse) für Spülung von Kathetern	Anstich mit „Mini-Spike" oder jeweils einmaliger Anstich mit neuer steriler Kanüle und Spritze nach Desinfektion des Gummiseptums. Aufbewahrung bei Raumtemperatur bis maximal 8 Stunden (eine Dienstschicht). Nur für i.v.-Applikationen, Verwendung nur patientenbezogen.
Parenteralia, die für externe Applikationen verwendet werden (z. B. 0,9 %ige NaCl-Lösung zum Anspülen einer geschlossenen Absaugung, Spüllösung für Wund- oder Augenspülungen u. ä.)	Anstich mit „Mini-Spike" oder jeweils einmaliger Anstich mit neuer steriler Kanüle und Spritze nach Desinfektion des Gummiseptums. Aufbewahrung bei Raumtemperatur bis maximal 24 Stunden am Untersuchungs-/Behandlungsplatz zulässig. Verwendung für verschiedene Patienten bei Einhaltung aseptischer Entnahmebedingungen zulässig. Für jede Entnahme neue sterile Spritze verwenden.
Angebrochene Antibiotikalösungen bzw. -Verdünnungen für Gebrauch in der Pädiatrie	Aufbewahrung bis zu 24 h im Kühlschrank (Herstellerinformation zur Stabilität des Antibiotikums beachten). Anstich mit „Mini-Spike" oder jeweils einmaliger Anstich mit neuer steriler Kanüle und Spritze nach Desinfektion des Gummiseptums.

Tabelle 8.**2** Fortsetzung

Medikament	Empfehlung
In einer Spritze aufgezogene Medikamente für fraktionierte i.v.-Applikation (z.B. Opiate) oder vorbereitete Notfallmedikamente	Verschluss des Luer-Konus mit sterilem roten Kombistopfen. Lagerung bis maximal 24 Stunden im Kühlschrank bzw. bis maximal 8 Stunden bei Raumtemperatur, in dieser Zeit mehrmalige Applikation nur beim gleichen Patienten erlaubt. Aufgezogene Notfallmedikamente dürfen zur Bereitstellung im Kühlschrank ebenfalls bis 24 h gelagert werden. Stabilität des Medikaments für vorgesehene Lagerung prüfen (Beipackzettel). Ausnahme: Disoprivan (Propofol) s.u.
Disoprivan oder Propofol-Generika	Aufziehen der Spritze erst unmittelbar vor Beginn der Verabreichung! Spritzeninhalt nur für einen Patienten verwenden, Restmengen verwerfen. Zur zulässigen Zeitdauer von Nachdosierungen aus einer Spritze macht die Fachinformation keine Aussage. Vorgeschlagene Regelung: Mehrmalige Nachdosierung aus gleicher Spritze bis maximal 2 h nach Aufziehen zulässig.
Disoprivan-Perfusor bzw. Perfusor für Propofol-Generika	Maximal zulässige Laufzeit 12 Stunden.
Röntgenkontrastmittel (z.B. Angiographie, CT, NMR)	Nur Einzeldosisampullen verwenden.
50 ml 0,9% NaCl-Flasche (zum Nachspülen nach Kontrastmittelapplikation)	Anstich mit „Mini-Spike", Aufbewahrung im Kühlschrank bis maximal 24 h. Für jede Entnahme neue sterile Spritze verwenden.
In Kassettensystem aufgezogene Schmerzmedikamente zur s.c.-Dauerinfusion	Bei Befüllung des Medikamentenreservoirs unter Laminar-Flow-Bedingungen und kontinuierlicher Zufuhr ohne Systemdiskonnektion: Laufdauer bis maximal 7 Tage zulässig.
In Kassettensystem aufgezogene Schmerzmedikamente zur epiduralen oder intravenösen Dauerinfusion	Wie oben, jedoch zusätzlich Bakterienfilter (0,2 μm) am Übergang vom Infusionssystem zum Epiduralkatheter bzw. i.v.-Zugang verwenden. Bei kontinuierlicher Zufuhr ohne Systemdiskonnektion: Laufdauer bis maximal 7 Tage zulässig.

* Der grüne „Mini-Spike Plus" (Fa. B. Braun, Melsungen) ist zu bevorzugen, da der Abstand zwischen Außengehäuse und Luer-Konus größer ist als bei anderen kommerziellen Spikes. Der blaue Mini-Spike sollte für diese Indikation nicht verwendet werden, da der enthaltene Sterilfilter Kristallpartikel (z.B. Insulin) retiniert.

Sofern Mehrfachentnahmen zugelassen werden, sollte jedoch genau festgelegt werden, welche Medikamente hierfür in Frage kommen, auf welchen Stationen bzw. in welchen Bereichen dies erlaubt werden kann und wie vorgegangen werden muss. Tab. 8.2 gibt einige Hinweise hierzu. Die Entscheidung sollte jedoch in jedem Fall von der örtlichen Hygienekommission getroffen und eine ggf. entsprechend modifizierte Tabelle in den Hygieneplan aufgenommen werden.

Kernaussagen

- Zur intermittierenden Spülung kurzliegender Katheter reicht physiologische NaCl-Lösung aus.
- Langliegende, über längere Intervalle verschlossene partiell und vollständig implantierte Katheter sollen mit einer verdünnten Heparinlösung „geblockt" werden.
- Die Mehrfachentnahme von Parenteralia aus angebrochenen Behältnissen ist hygienisch außerordentlich kritisch. Festlegung von Einzelheiten durch die örtliche Hygienekommission!

9 Verband und Pflege der Insertionsstelle

Verbände. Die bei peripheren Verweilkanülen eingesetzten Verbände halten meist über die gesamte Liegedauer und brauchen lediglich bei Verschmutzung oder Infektverdacht gewechselt zu werden. Ideal sind Transparentverbände oder Verbände, die über der Eintrittsstelle des Katheters in die Haut einen transparenten Anteil haben, sodass diese Stelle täglich inspiziert werden kann.

Bei zentralen Gefäßkathetern werden die Verbände üblicherweise in 2- bis 3-tägigen Abständen (Mullverbände) bzw. 5- bis 7-tägigen Abständen (Transparentverbände) gewechselt, wenn keine Verschmutzung oder Ablösung des Verbandes vorliegt. Aufgrund zahlreicher hierzu vorliegender Studien können Mullverbände und transparente Folienverbände als gleichwertig in Bezug auf die Infektions- und Kolonisationsrate von zentralen Venenkathetern angesehen werden.

Für die initiale Abdeckung der Insertionsstelle in den ersten 24 Stunden sollte in jedem Fall zunächst ein Mullverband verwendet werden, da nachsickerndes Blut auf diese Weise abgefangen wird. Für die weitere Pflege bieten Transparentverbände den Vorteil, dass sie nur wöchentlich bzw. bei Ablösung gewechselt werden müssen und dass die Insertionsstelle jederzeit gut inspiziert werden kann. Da die Aufbringung und vor allem die sachgerechte Entfernung der Verbände einige Sachkenntnis erfordert, sollten am besten vor Ort Schulungen durch den jeweiligen Hersteller des Verbandes erfolgen.

Transparentverbände können auch als Sandwich-Verband aufgebracht werden, wenn eine größere Beweglichkeit des Katheterendes gewünscht ist, z.B. bei Dialysekathetern. Die Aufbringung eines Transparentverbandes in einfacher Lage und als Sandwich-Verband ist aus den Abb. 9.**1** und Abb. 9.**2** ersichtlich. Die Transparentverbände lassen sich leicht ohne die Gefahr der Katheterdislokation ablösen, wenn ein horizontaler Zug am Verband mit Überdehnung des Materials ausgeübt wird (Abb. 9.**3**).

Reinigung/Desinfektion der Eintrittstelle. In den USA werden zur Hautdesinfektion bei Verbandwechseln bevorzugt chlorhexidinhaltige Externa verwandt. Diese bereits seit längerem geübte Praxis wurde kürz-

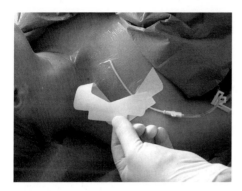

Abb. 9.1
Anlage eines Transparent-
verbandes (OpSite IV 3000)
an der V. subclavia in
Standardtechnik.

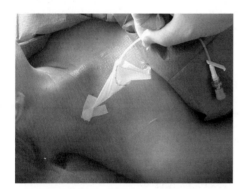

Abb. 9.2
Anlage eines Transparent-
verbandes (OpSite IV 3000)
in Sandwich-Technik.

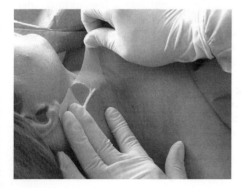

Abb. 9.3
Entfernen eines Transpa-
rentverbandes mittels
horizontaler Überdehnung.

lich durch eine Meta-Analyse bestätigt, in die acht Studien eingeschlossen wurden, die Chlorhexidin mit PVP-Jod als Hautdesinfektionsmittel verglichen. Fünf der acht Studien zeigten eine niedrigere Septikämierate in der Chlorhexidingruppe.

Allerdings waren die eingesetzten Chlorhexidinpräparate sehr unterschiedlich. Teilweise handelte es sich um alkoholische, teilweise um wässrige Lösungen, der Chlorhexidingehalt variierte zwischen 0,25 und 2,0 Volumenprozent. Für wässrige Chlorhexidinpräparate ergab die Subanalyse keinen signifikanten Vorteil gegenüber PVP-Jod (Chalyakunapruk et al., 2002).

Chlorhexidin wirkt relativ langsam und ist als alleiniger Wirkstoffbestandteil in wässriger Lösung nicht ausreichend aktiv, um nach den in Deutschland allgemein anerkannten Prüfkriterien der Deutschen Gesellschaft für Hygiene und Mikrobiologie (DGHM) als Hautdesinfektionsmittel gelistet zu werden. In Deutschland existiert daher als Chlorhexidin-Monopräparat zur Anwendung an der Haut nur ein Wunddesinfektionsspray. Ein chemisch verwandter oberflächenaktiver Wirkstoff ist das Octenidindihydrochlorid, dessen Hemmkonzentrationen gegenüber Hautstaphylokokken einschließlich methicillinresistenter S.-aureus-Stämme (MRSA) $\leq$ 1 mg/L betragen.

Im Präparat Octeniderm ist das Octenidindihydrochlorid in alkoholischer Lösung enthalten. Eine kürzlich publizierte Vergleichsstudie zwischen einem rein alkoholischen Präparat und Octeniderm zeigte eine verbesserte Remanenzwirkung an der Katheterinsertionsstelle nach 24 Stunden (Dettenkofer et al., 2002). Dieses Präparat leistet somit vermutlich Ähnliches wie die in den USA üblichen Chlorhedixinpräparate. Es eignet sich zur primären Desinfektion der vorgesehenen Punktionsstelle, d.h. vor der Anlage des Katheters.

Bei nachfolgenden Desinfektionen der Insertionsstelle im Rahmen des Verbandwechsels empfiehlt die RKI-Richtlinie die bevorzugte Verwendung von alkoholischen Hautdesinfektionsmitteln. Diese Empfehlung kann allerdings nur für kurzliegende Katheter Gültigkeit beanspruchen, da die mehrfache Aufbringung von Alkohol auf Polyurethanmaterialien zu Katheterschäden führen kann. Auch Abbrüche des Katheterkonus sind bei langfristiger Anwendung zu befürchten.

PVP-Jod ist als Alternative weniger geeignet, da es den Katheter und die Insertionsstelle verfärbt und einen Klebefilm hinterlässt. Wenn PVP-Jod verwendet wird, sollte es mit einem sterilen Tupfer so aufgebracht werden, dass die Lösung nur unmittelbar an der Insertionsstelle mit dem Katheter in Berührung kommt.

Als Alternative empfiehlt sich der Einsatz einer wässrigen Lösung von Octenidindihydrochlorid (Präparat Octenisept). Die farblose Lösung ermöglicht eine ungehinderte Inspektion der Insertionsstelle. Firmeninterne Daten belegen die Verträglichkeit von Octenidindihydrochlorid mit Kathetermaterialien aus Polyurethan über mindestens 30 Applikationen.

Der Wert eines chlorhexidinhaltigen Pflasters, welches als so genannter „Biopatch" auf dem Markt ist, kann derzeit noch nicht beurteilt werden, da lediglich ein Kongress-Abstract hierzu vorliegt (Maki et al., 2000). Der Biopatch soll auf die Insertionsstelle aufgebracht und bis zu sieben Tage belassen werden. Nachteil hierbei ist, dass die Insertionsstelle nicht mehr begutachtet werden kann und der Vorteil von Transparentverbänden damit konterkariert wird.

Kernaussagen

- Insertionsstellen von Kathetern können mit Mullverbänden und Transparentverbänden versorgt werden.
- Transparentverbände bieten den Vorteil einer ungehinderten Inspektion der Insertionsstelle und brauchen nur alle fünf bis sieben Tage (je nach Zustand) gewechselt zu werden.
- Desinfektion der Insertionsstelle *vor* dem Legen mit alkoholischem Hautdesinfektionsmittel oder Kombinationspräparat mit Alkohol plus Remanzwirkstoff.
- Reinigung/Desinfektion der Insertionsstelle *während* der Liegezeit bevorzugt mit farblosem, nicht alkoholischen Desinfektionsmittel.

10 Einfluss von Schulungs-programmen auf die Inzidenz katheterassoziierter Infektionen

Sowohl das Vorgehen bei der Insertion von Gefäßkathetern als auch die im Hygieneplan festgelegten Pflegemaßnahmen sollten neuen Mitarbeitern bei ihrem Eintritt in eine klinische Abteilung durch Schulungen vermittelt werden. Auch für bereits eingewiesene Mitarbeiter sind derartige Schulungen sinnvoll, beispielsweise, wenn von der Hygienekommission Änderungen bestimmter Hygienerichtlinien beschlossen oder neue Produkte (z. B. Venenkatheter, Verbandmaterialen) eingeführt wurden. Die Schulungen lassen sich gut mit der Darstellung und Besprechung aktueller Trends der Katheter-Infektionsraten, die von den Hygienefachkräften ermittelt wurden, verbinden („Feedback").

Dass durch derartige Schulungsprogramme eine Reduktion der Infektionsraten erreicht werden kann, konnte in verschiedenen Studien belegt werden. Im Genfer Universitätsklinikum wurde der Effekt einer Reihe von schriftlich festgelegten Hygienemaßnahmen in einer prospektiven Studie evaluiert, die auf einer medizinischen Intensivstation über einen Zeitraum von zwei Jahren durchgeführt wurde. Nach einer 1,5-jährigen Vorperiode (Kontrollperiode) wurde über ein halbes Jahr ein intensives Schulungsprogramm begonnen. Die Unterschiede der Hygienerichtlinien während der Kontroll- und Interventionsperiode sind aus Tab. 10.**1** ersichtlich.

Der Einfluss der Maßnahmen auf die Inzidenzrate nosokomialer Infektionen wurde durch laufende Infektionserfassung nach den Diagnosekriterien der Centers for Disease Control and Prevention (CDC, Atlanta, Georgia/USA) von Hygienefachkräften evaluiert. Zum Vergleich mit der Infektionsinzidenz auf der medizinischen Intensivstation wurden auch die Infektionsraten auf der chirurgischen Intensivstation (auf der kein spezielles Präventionsprogramm ablief) erfasst.

Die in Tab. 10.**2** zusammengefassten Ergebnisse zeigten, dass das Hygieneprogramm zu einer signifikanten Reduktion von Infektionsereignissen, insbesondere katheterassoziierten Septikämien, Lokalinfektionen an der Eintrittsstelle und von Hautinfektionen führte. Auf der zum Vergleich mit untersuchten chirurgischen Intensivstation blieb die Rate von

Tabelle 10.**1** Studie der Universitätsklinik Genf: Richtlinien zur Insertion und Pflege zentraler Venenkatheter in der Vorperiode und in der Interventionsperiode

Richtlinie	Vorperiode	Interventionsperiode
Bereitstellung des Materials	Individuell je nach Arzt	Bereitstellung des Materials nach einer schriftlichen Materialliste, die im reinen Pflegearbeitsraum vorlag (um Unterbrechungen im Ablauf der Katheteranlage zu vermeiden).
Lagerung des Patienten	Nach individueller Präferenz	Nach schriftlich fixiertem Plan zur optimalen Lagerung des Patienten und zur optimalen Positionierung des benötigten Materials.
Insertion des Katheters	• Rasur der Haut, • Hautdesinfektion mit 10%iger PVP-Jodlösung oder 70%iger Alkohol/ 0,5%iger Chlorhexidinlösung, • sterile Handschuhe, kleines Lochtuch, Papier-Mundschutz	*nach schriftlicher Richtlinie:* • Kürzen der Haare (keine Rasur), • Hautdesinfektion mit 70% Alkohol/ 0,5%iger Chlorhexidinlösung, Einwirkzeit 2 min, • steriler Kittel, sterile Handschuhe, großes Lochtuch, Haube, OP-Maske (außer bei peripheren Zugängen). Schulungsprogramm: Bevorzugung der V. subclavia als Insertionsstelle, und des Handrückens für periphere Verweilkanülen.
Verband	nicht standardisiert	*nach schriftlicher Richtlinie:* • Verbandwechsel alle 3 Tage (außer erster Verband nach dem Legen). • Vorgeschrieben: trockener Gazeverband, fixiert mit wasserdampfdurchlässigem Pflaster.
Wechselfrequenz	Alle 24 Stunden für Verbände, Infusionsleitungen und Zubehör	Alle 72 Stunden für Infusionsleitungen und Zubehör, alle 24 Stunden für die Zuleitungen von Lipidlösungen. Sofortige Entfernung der Zuleitungen von Blutprodukten.
Öffnen von Dreiwegehähnen	allgemeine Hygiene	Händedesinfektion, danach Ablegen des Zuleitungsschlauchs auf einer alkoholgetränkten Kompresse. Verwendung eines neuen Verschlussstopfens bei jeder Öffnung des Systems.

Tabelle 10.**1** Fortsetzung

Richtlinie	Vorperiode	Interventionsperiode
Wechsel von Kathetern	*Periphere Verweilkanülen*: nach 3–5 Tagen. *Zentrale Venenkatheter*: keine spezifischen Richtlinien	*Periphere Verweilkanülen* regelmäßig nach 72 h. *Zentrale Katheter*: keine Vorgaben. Sofortige Entfernung aller Zugänge, wenn nicht mehr benötigt. Klinischer Sepsisverdacht: Wechsel zentraler Katheter über Führungsdraht erlaubt.
Händehygiene beim Legen der Katheter und beim Verbandwechsel	Händewaschen mit desinfizierender Seife oder alkoholische Händedesinfektion.	Händedesinfektion vor und nach jeder Maßnahme, Händewaschen nur bei verschmutzten Händen, danach Händedesinfektion.

nach Eggimann et al., 2000

Anmerkung: Einzelne Empfehlungen in der Tabelle sind arbiträr und nicht deckungsgleich mit den RKI-Empfehlungen.

katheterassoziierten Septikämien mit 10,3 Episoden pro 1000 Patiententage versus 11,6 Episoden pro 1000 Patiententage in den beiden Untersuchungszeiträumen gleich hoch. Dies sprach dafür, dass tatsächlich das Schulungsprogramm auf der medizinischen Intensivstation für den infektionspräventiven Effekt ausschlaggebend war.

Einzelne Empfehlungen aus Tab. 10.**1** werden in Deutschland anders gesehen: so ist es beispielsweise nicht durch Studien belegt, dass ein Wechsel peripherer Verweilkanülen nach 72 Stunden erforderlich ist oder dass ausschließlich Gazeverbände verwendet werden dürfen. Auch der Wechsel von zentralen Kathetern über Führungsdraht bei Infektionsverdacht wird in den deutschen und USA-amerikanischen Richtlinien nicht mehr befürwortet, da die Gefahr einer Keimverschleppung zu hoch ist. Vermutlich lassen sich mit anderen als den dargestellten Maßnahmen ebenso gute Effekte erzielen.

Wichtig ist vor allem das Vorliegen schriftlicher Konzepte, die Präsenz des Hygieneteams auf den Stationen, der Dialog mit den klinischen Behandlungsteams und die Einbeziehung von Chef- und Oberärzten sowie Stationsleitungen.

Tabelle 10.**2** Inzidenzraten von Infektionen in der Vor- und Interventionsperiode

Nosokomiale Infektion	Inzidenzdichte		Relatives Risiko (95 % Vertrauensbereich)	p-Wert
	Vorperiode	Interventionsperiode		
Respirationstrakt	13,5	12,7	0,93 (0,68–1,29)	0,75
Septikämie	11,3	3,8	0,33 (0,20–0,56)	<0,001
• mikrobiologisch bestätigt	3,1	1,2	0,37 (0,14–0,97)	0,04
• klinischer Verdacht	8,2	2,6	0,32 (0,17–0,59)	<0,001
Lokalinfektion an der Eintrittsstelle	9,2	3,3	0,38 (0,30–0,63)	<0,001
Harnwegsinfektion	5,3	5,2	0,98 (0,59–1,63)	1,0
Haut- oder Schleimhautinfektion	11,4	7,0	0,62 (0,41–0,93)	0,02
Verschiedene	1,7	2,1	1,26 (0,55–2,87)	0,98
Gesamt	52,4	34,0	0,65 (0,54–0,78)	<0,001

nach Eggimann et al., 2000

Ähnliche Effekte erzielten kürzlich Warren und Mitarbeiter in einem 500-Betten-Akutkrankenhaus in St. Louis/USA. Die Rate der katheterassoziierten Septikämien konnte durch intensive Schulungen von 4,9 Fällen/1000 Kathetertage auf 2,1 Fälle pro 1000 Kathetertage gesenkt werden, dies entsprach einer Reduktion von 67 % (Konfidenzintervall 16 %–78 %). Klinische Septikämien ohne sicheren Hinweis auf den Katheter als Eintrittspforte konnten ebenfalls reduziert werden. Die mittlere Zeitdauer bis zum Auftreten einer katheterassoziierten Infektion verlängerte sich von 6 auf 9 Tage, der Anteil der in die V. subclavia gelegten Venenkatheter nahm von 25 % auf 41 % zu. Alle diese Veränderungen waren signifikant (p-Werte < 0,05).

Die Autoren führten auch eine orientierende Kostenanalyse für das Schulungsprogramm durch. Hierbei zeigte sich, dass die Kosteneinsparung durch verhinderte Katheterseptikämien in der zweiten Studienphase ca. 336.000–574.000 US-Dollar betrug, während die Kosten für die Schulungsmaßnahme lediglich mit 3500 US-Dollar für anteilige Personalkosten und 500 US-Dollar für Verbrauchsmaterialien zu Buche schlugen.

Als einen Marker dafür, dass die Schulungen tatsächlich zu Verhaltensänderungen führten, werteten die Autoren die signifikante Zunahme der Katheterplatzierungen in die V. subclavia. Diese Insertionsstelle ist deutlich weniger infektgefährdet als die V. jugularis, da sie vom stark bakteriell besiedelten Gesicht und von pflegeintensiven Arealen (Mundhöhle, Tracheostoma) weiter entfernt ist (Warren et al., 2003).

Im gleichen Zeitraum wie Warren et al. untersuchten auch Coopersmith und Mitarbeiter den Einfluss eines Schulungsprogramms auf die Rate von Katheterinfektionen in einem anderen Krankenhaus von St. Louis. Im Rahmen dieses Programms ließ sich die Septikämierate ebenfalls um 70% senken (Coopersmith et al., 2002).

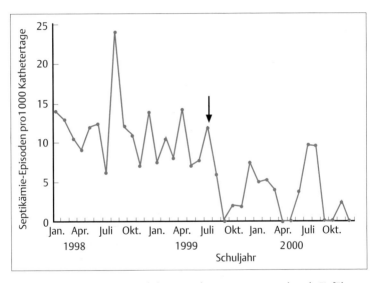

Abb. 10.1   Verlauf der monatlichen Septikämieraten vor und nach Einführung eines Schulungsprogramms (Pfeil). Nach Coopersmith et al., 2002.

11 Vorgehen bei Verdacht auf eine katheterassoziierte Infektion

Lokalinfektion. Bei deutlich geröteter oder eitriger Insertionsstelle sollte ein Abstrich am Katheteraustritt aus der Haut entnommen und der Katheter gezogen werden. Eine Indikation zur sofortigen Entfernung des Katheters besteht auch bei Tunnel- oder Tascheninfektionen, die sich durch Infiltration und Schmerzen entlang des Katheterverlaufs manifestieren (Tab. 2.**2**, S. 5). Die Spitze des Katheters (ca. 3–4 cm) wird mit einer sterilen Schere abgeschnitten und zur kulturellen Untersuchung ins mikrobiologische Labor gesandt. Die Einsendung eines zweiten, subkutanen Kathetersegments verbessert die diagnostische Ausbeute nicht und ist daher überflüssig (Raad et al., 2001).

Die Entscheidung zum Beginn einer Antibiotikatherapie hängt vom Ausmaß des Lokalbefundes ab. Besteht lediglich eine Rötung ohne Infiltration und nur eine geringe eitrige oder seröse Sekretion, kann zunächst eine Lokaltherapie mit PVP-Jod oder Octenidindihydrochlorid versucht werden. Bestehen systemische Infektionszeichen oder liegt eine Tunnel- bzw. Tascheninfektion vor, sollte eine Antibiotikatherapie begonnen werden.

Fieber bei unauffälliger Insertionsstelle. Eine schwierige, klinisch jedoch häufig vorkommende Situation besteht bei unauffälliger Insertionsstelle und unklarem Fieber. Am Beginn der Diagnostik steht hier zunächst die Abnahme einer Blutkultur aus einer peripheren Vene unter sorgfältiger Beachtung einer hygienisch korrekten Vorgehensweise (Kasten). Es folgt eine gründliche klinische Untersuchung des Patienten im Hinblick auf eine andere Infektionsursache. Je nach klinischer Einschätzung sollte diese durch laborchemische, sonographische und radiologische Untersuchungen ergänzt werden.

Hinweise zur Abnahme von Blutkulturen:
- Hygienische Händedesinfektion (30 s).
- Anlegen unsteriler Einmalhandschuhe zum Selbstschutz.
- Periphervenöse Punktionsstelle zweimal sorgfältig mit alkoholischem Präparat desinfizieren, Einwirkzeit jeweils 15 s.
- Bei Entnahme am zentralvenösen Katheter: Konus mit steriler Kompresse und Präparat Octenisept desinfizieren.
- Entfernen überschüssigen Desinfektionsmittels mit sterilem Tupfer/ Kompresse.

- Punktionsstelle nach Desinfektion nicht mehr berühren oder palpieren.
- Abnahmevolumen pro 50-ml-Flasche 5–10 ml.
- Gummiseptum der Blutkulturflaschen vor Einstich desinfizieren, neue Kanüle verwenden.

Nach Abschluss der klinischen Untersuchung sollte eine zweite Blutkultur entnommen werden. Die Entnahme der zweiten Blutkultur verbessert die diagnostische Ausbeute um ca. 15 %. Sie ist jedoch vor allem deshalb von Bedeutung, weil beim Nachweis von typischen Hautkeimen in der ersten Blutkultur (z. B. Staphylococcus epidermidis) durch die zweite Blutkultur eine Einschätzung möglich wird, ob es sich bei dem ersten Befund um eine Kontamination oder um eine echte Septikämie handelte.

Voraussetzung für die vergleichende Bewertung der beiden Blutkulturergebnisse ist eine Differenzierung der gewachsenen Erreger bis zur Speziesebene sowie die Durchführung eines Antibiogramms. Bei Koagulase-negativen Staphylokokken ist für die Differenzierung beispielsweise das API20Staph-System geeignet.

Besteht nach Durchführung dieser Untersuchungen weiterhin der Verdacht auf eine katheterassoziierte Infektion, ist bei Verweilkanülen und leicht entfernbaren, d. h. nicht implantierten, zentralen Kathetern die Indikation zur Katheterentfernung und ggf. -neuanlage an anderer Stelle gegeben. Die früher gelegentlich propagierte Methode eines Wechsels über Führungsdraht wird heute nicht mehr befürwortet, da die Gefahr einer Kontamination des neuen Katheters als zu hoch angesehen wird (O'Grady et al., 2002). Eine absolute Ausnahme besteht bei Patienten mit sehr schlechten Punktionsverhältnissen, mehrfachen Vorpunktionen oder Kontraindikationen für eine erneute Punktion, wie z. B. Gerinnungsstörungen, die zwingend weiterhin einen zentralen Katheter benötigen. In diesen Fällen sollte die kürzlich im Detail beschriebene Wechseltechnik exakt eingehalten und die Katheterspitze zur mikrobiologischen Untersuchung eingesandt werden (Przemeck et al., 2002). Erweist sich die Katheterspitze als kolonisiert, muss der Katheter dennoch entfernt werden.

Bei schwer entfernbaren Kathetern (partiell implantierte Katheter, Portsysteme) kann unter bestimmten, sehr sorgfältig zu prüfenden Bedingungen erwogen werden, den Katheter zu belassen und zunächst das Ansprechen auf eine alleinige systemische und ggf. zusätzliche intraluminale Antibiotikatherapie abzuwarten. Bei Persistenz des Fiebers über >48–72 Stunden, bei hämodynamischer Instabilität des Patienten sowie bei Auftreten von metastatischen Infektionsherden ist der Katheter in jedem Fall zu entfernen. In Tab. 11.1 sind die Indikationen zur Entfernung und die Bedingungen für den Versuch einer Belassung von Gefäßkathetern zusammengefasst.

Tabelle 11.**1** Indikationen zur Entfernung bzw. Hinweise zur Belassung eines Gefäß-katheters bei Infektionsverdacht

Indikationen zur Entfernung eines Katheters (eine Bedingung reicht aus)	• Leicht wechselbarer Katheter (z. B. periphere Verweil-kanüle). • Fieber oder andere systemische Infektionszeichen über > 48–72 h. • Lokale Komplikationen an der Insertionsstelle (z. B. Tunnel- oder Tascheninfektion). • Metastatische Komplikationen (z. B. Endokarditis, septische Lungenembolien, periphere metastatische Infektionsherde). • Nachweis schwer behandelbarer Erreger (z. B. S. aureus, Bacillus spp., Corynebacterium spp., Pseudomonas spp., schnellwachsende Mykobakterien, Pilze). • Rezidivierende Katheterinfektion nach Absetzen von Antibiotika.
Bedingungen für Belassung eines Katheters (alle Bedingungen müssen erfüllt sein)	*Initial:* • Dringend benötigter, schwer entfernbarer, z. B. implantierter oder getunnelter Katheter; • keine Anzeichen für Taschen- oder Tunnelinfektion; • hämodynamisch stabiler Patient, • keine metastatischen Infektionsherde einschließlich Endokarditis. *Zweite Evaluation nach 2–3 Tagen:* • Klinisches Ansprechen auf antimikrobielle Therapie innerhalb von 48–72 h; • Nachweis von antibiotikaempfindlichen Erregern, die nicht den oben genannten Spezies angehören.

modifiziert nach Bouza et al., 2002

Nach Eintreffen des Ergebnisses der Blutkulturen und ggf. der Kultur von der Katheterspitze hängt das weitere Vorgehen davon ab, ob eine katheterassoziierte Infektion bestätigt und welcher Erreger nachgewiesen wurde. Hinweise zum therapeutischen Management ergeben sich aus den Fließdiagrammen (Abb. 11.**1** und Abb. 11.**2**).

Kernaussagen

• Bei stark geröteter oder eitriger Insertionsstelle muss der Katheter umgehend gezogen werden.
• Bei unauffälliger Insertionsstelle und unklarem Fieber mit Verdacht auf Katheterinfektion sollten nicht implantierte Katheter in der Regel gezogen werden.

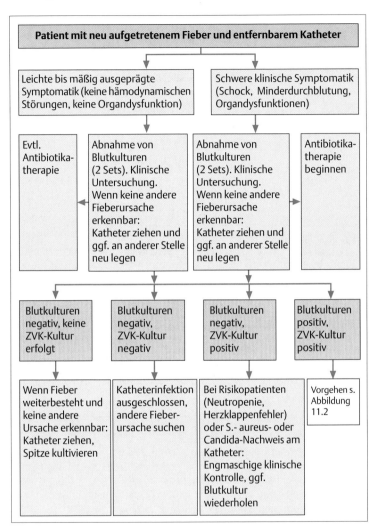

Abb. 11.**1** Vorgehen bei Patienten mit Fieber und entfernbarem, kurzliegendem Venenkatheter (mod. nach Mermel et al., 2001).

- Ein Wechsel über Führungsdraht ist nur noch im Ausnahmefall indiziert.
- Zwingend benötigte, partiell implantierte Katheter und Portsysteme können unter bestimmten Bedingungen belassen werden (Tab. 11.**1**).

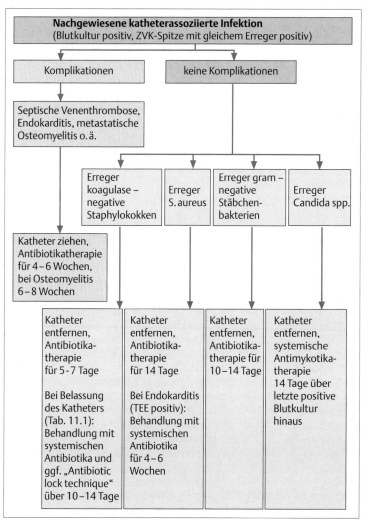

Abb. 11.**2** Vorgehen bei nachgewiesener katheterassoziierter Infektion (mod. nach Mermel et al., 2001).

12 Diagnose der Katheter-kolonisation und -infektion

Der Nachweis einer Kolonisation des Gefäßkatheters ist das zentrale Element der Diagnostik katheterassoziierter Infektionen. Klassischerweise wird hierzu die Technik nach Maki angewandt, welche die Entfernung des Katheters voraussetzt. Ein Nachteil dieser Methode liegt darin, dass eine Kolonisation nur bei ca. 15 %–25 % der Katheter, die unter Infektionsverdacht entfernt wurden, nachgewiesen wird. Somit werden bei dieser Methode unnötig viele Katheter entfernt, was den Patienten belastet und erhebliche Zusatzkosten verursacht. Alternative diagnostische Methoden wie z. B. die weiter unten beschriebene Technik nach Blot werden daher vermutlich die Maki-Technik in naher Zukunft als Standardmethode ablösen.

Maki-Methode. Die Überlegung von Maki beruhte darauf, dass ein Kathetersegment bei der Entfernung stets durch die Haut zurückgezogen und somit zwangsläufig – auch wenn zuvor die Eintrittsstelle nochmals desinfiziert wurde – mit Hautkeimen kontaminiert wird. Der einfache qualitative Nachweis von Erregern am Kathetersegment, z. B. durch Inkubation des Kathetersegments in Bouillon, wurde somit als wertlos angesehen.

Ziel der Untersuchungen von Maki und Mitarbeitern war es, einen Grenzwert zu etablieren, ab dem von einer so genannten „signifikanten" oder echten Kolonisation gesprochen werden konnte. In der Originalstudie von Maki et al. wurde sowohl das intraluminal gelegene Spitzensegment als auch das subkutan gelegene Segment der Katheter mittels Ausrollkultur auf einer Blutagarplatte untersucht. Das Ausrollen beinhaltete das mindestens viermalige Hin- und Herrollen des Segments, wobei mit einer sterilen Pinzette ein leichter Druck ausgeübt wurde. Bei gebogenen Katheterspitzen wurde das Segment hin- und hergeschoben.

Von den 250 ohne speziellen Infektionsverdacht entfernten zentralen und peripheren Gefäßkathetern zeigten 225 (90 %) ein Wachstum von < 15 Kolonien an der Katheterspitze. In keinem dieser Fälle bestanden klinische Hinweise auf eine katheterassoziierte Infektion. 25 Katheter (10 %) zeigten ein Wachstum von ≥ 15 Kolonien. In vier dieser Fälle (16 %) ließ sich gleichzeitig eine Bakteriämie mit dem gleichen Erreger nachweisen (p=0,008).

Umgekehrt zeigten die Katheterspitzen bei 37 bakteriämischen Patienten, deren Infektionsherd offensichtlich außerhalb des Katheters lag, kein Wachstum oberhalb des Grenzwerts von 15 Kolonien.

Sensitivität und Spezifität für den Nachweis einer katheterassoziierten Septikämie ließen sich somit mit 16 % bzw. 100 % errechnen. Lokalinfektionen an der Kathetereintrittsstelle korrelierten ebenfalls signifikant mit dem Nachweis von ≥ 15 Kolonien (p<0,001) (Maki et al., 1977).

Die Rolle der zusätzlichen Kultivierung des subkutanen Kathetersegments wurde in der Studie von Maki et al. nicht separat dargestellt. Raad et al. wiederholten eine ähnliche Studie und kamen zu dem Schluss, dass die Kultivierung des subkutanen Segments verzichtbar ist (Raad et al., 2001). In nachfolgenden Studien wurde die Sensitivität der Maki-Methode mit 8,8 %–72 % beziffert, die Spezifität mit ca. 85 % (Bouza et al., 2002).

Als Problem der Ausrollkultur wurde der ausschließliche Nachweis von Erregern an der Außenseite des Katheters angesehen, während die bei längerer Liegedauer zunehmende intraluminale Kolonisation unberücksichtigt blieb (Collignon et al., 1986). Studien, in denen das Kathetersegment gespült und die Spüllösung kultiviert wurde, erbrachten jedoch bis auf die kompliziertere und zeitraubende Methodik keine Vorteile (Cleri et al., 1980). Eine Studie von Cercenado et al., bei der das abgeschnittene Kathetersegment zusätzlich kräftig auf dem Vortexgerät geschüttelt und das abgeschüttelte Medium anschließend quantitativ kultiviert wurde, erbrachte ebenfalls keine zusätzlichen Informationen (Cercenado et al., 1990).

Intraluminale Brushing-Methode. Um die intraluminale Kolonisation nachzuweisen und gleichzeitig eine Diagnosestellung bei Belassung des Katheters in situ zu ermöglichen, entwickelten Markus et al. die so genannnte intraluminale Brushing-Methode (intraluminaler Bürstenabstrich). Ein an einem Seldingerdraht befestigtes Bürstchen wird hierbei bis zur Katheterspitze vorgeschoben, diese wird kräftig abgestrichen, und der Draht zurückgezogen. Das vom Führungsdraht abgelöste Bürstchen wird anschließend in Bouillon quantitativ kultiviert (Markus et al., 1989).

Obwohl die Sensivität und Spezifität der Methode mit >90 % bzw. 84 % angegeben wurden, konnte sich die Technik in der Klinik nicht etablieren, da es häufiger zu Komplikationen wie Herzrhythmusstörungen, Ablösung von Emboli oder nachfolgenden Bakteriämien kam (Markus et al., 1989, Kite et al., 1997, Bouza et al., 2002).

Quantitative periphere Blut- und Katheterkultur. Auch die von zahlreichen Autoren beschriebene, parallel aus einer peripheren Vene und dem Katheter entnommene quantitative Blutkultur hat sich letztlich im klinischen Routinebetrieb nicht durchsetzen können. Das Vorliegen einer katheterassoziierten Septikämie galt bei dieser Methode als bewiesen, wenn das Verhältnis zwischen Bakterienzahl im Katheterblut versus Bakterienzahl im peripherem Blut 5:1 bis 10:1 betrug.

Die Technik erfordert so genannte „Isolator"-Blutkulturröhrchen, die eine Quantifizierung der Bakteriäme ermöglichen. Da diese Röhrchen zusätzlich zu den für andere Fragestellungen üblichen normalen Blutkulturflaschen bevorratet werden müssen, führt die Technik letztlich zu einer Verteuerung der mikrobiologischen Diagnostik, zudem sind bei der Anwendung im Alltag Verwechslungen mit normalen Blutkulturflaschen zu befürchten (Siegman-Igra et al., 1997).

„Difference in time-to-positivity"-Technik. Eine Abwandlung dieser letztgenannten Methode stellt die „Time-to-positivity"-Technik nach Blot et al. dar. Bei dieser Methode, die ein automatisches Blutkultursystem erfordert, kann der Katheter bei Patienten ohne schwere Krankheitszeichen vorläufig belassen werden. Es werden zeitgleich 5 ml Blut aus einer peripheren Vene und 5 ml Blut aus dem Katheter entnommen und in konventionelle Blutkulturflaschen gefüllt, die anschließend umgehend ins Labor gelangen müssen. Die Flaschen werden bebrütet und der Zeitpunkt der ersten Positivität mittels eines automatischen Detektionssystems erfasst. Wird die Probe aus dem Katheter $\geq$ 2 Stunden früher positiv als die Blutprobe aus der peripheren Vene („difference in time to detection" [DTD] oder „difference in time-to-positivity" [DTP]), so ist von einer katheterassoziierten Septikämie auszugehen (Methode nach Blot) (Blot F et al., 1998, Blot et al., 1999).

In der ersten Studie der Autoren wurden 64 Fälle retrospektiv untersucht. Die Diagnose der katheterassoziierten Septikämie wurde aufgrund der Aktenlage durch zwei unterschiedliche Ärzte festgelegt. Als Diagnosekriterien wurden im Wesentlichen die positive Blutkultur bei gleichzeitig mittels Maki-Technik positiver Katheterspitze sowie klinische Infektionszeichen zugrunde gelegt. Bei retrospektiver Auswertung ergaben sich für den Grenzwert von 2 Stunden eine Sensitivität von 96,4 % und eine Spezifität von 100 % (Blot et al., 1998).

Eine nachfolgende prospektive Studie der Autoren bestätigte die Validität dieses Trennwerts (Abb. 12.**1**) (Blot et al., 1999). Die Autoren wiesen auch in vitro nach, dass für wichtige Erreger katheterassoziierter Infektionen in der Tat eine Korrelation zwischen artifiziell eingebrachter Keimzahl in der Blutkulturflasche und Zeitdauer bis zur Detektion als „positiv" bei Bebrütung im automatischen System besteht (Blot et al., 1998).

Eine sehr gute Korrelation zwischen der „Time-to-positivity"-Technik und der quantitativen, paarigen Blutkultur konnten kürzlich auch Seifert et al. in einer Kohorte neutropenischer Patienten belegen (Seifert et al., 2003). Raad et al. bestätigten die Validität des Trennwerts von 120 min kürzlich auch bei Karzinom- und Leukämiepatienten (Raad I et al., 2004).

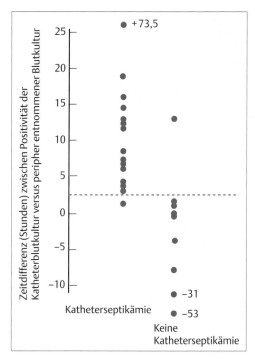

Abb. 12.1 Zeitdifferenz in Stunden zwischen dem erstmaligen „Positiv-Werden" von Blutkulturen, die aus einer peripheren Vene versus aus einem zentralen Venenkatheter entnommen wurden. Wird die aus dem zentralen Venenkatheter entnommene Kultur $\geq$ 2 h früher positiv als die Kultur aus der peripheren Vene, spricht dies für eine mit dem Venenkatheter assoziierte Septikämie (nach Blot F et al., 1999).

Für Kinder ab einem Gewicht von 11 kg wurde die Methode ebenfalls evaluiert. Es handelte sich um immunkompromittierte Kinder, die überwiegend langfristig mit einem Hickman-Katheter versorgt waren (Gaur et al., 2003). Das abgenommene Blutvolumen pro Flasche betrug 1,5 ml (11–17 kg Körpergewicht), 2,5 ml (17–37 kg Körpergewicht) bzw. 5 ml (> 37 kg Körpergewicht). Im Vergleich zur paarigen quantitativen Blutkultur betrugen Sensitivität und Spezifität 88,9 % bzw. 100 %.

Eine Reihe von Fragen sollte allerdings bei dieser Technik in weiteren Studien geklärt werden:
1. Es ist derzeit noch unklar, ob bei den in der Klinik vielfach verwendeten mehrlumigen Kathetern unbedingt alle Lumina untersucht wer-

den müssen oder ob es ausreicht, lediglich das proximale, für die parenterale Ernährung und für Abnahme von Blutproben genutzte Lumen zu beproben (Seifert et al., 2003). Erfahrungen von Sherertz et al. zeigten, dass die einzelnen Lumina durchaus unterschiedlich kolonisiert sein können, sodass die Beprobung eines einzelnen Lumens nur maximal 47 % der katheterassoziierten Infektionen detektierte (Sherertz et al., 1997).

2. In den bisherigen Studien wurde die Interpretation unterschiedlich gehandhabt, wenn lediglich eine der paarigen Proben (Katheterblut oder peripheres Blut) positiv wurde. Ist lediglich die Kultur des Katheterbluts positiv, kann möglicherweise dennoch eine katheterassoziierte Septikämie angenommen werden, wenn die Kultur relativ rasch (in der Studie von Seifert et al. innerhalb von 12 h) positiv wurde, da dies auf eine sehr starke Besiedlung des Katheters hinweist.

3. Es ist ungeklärt, wie lange die Blutproben bis zur Verarbeitung bei Raumtemperatur aufbewahrt werden dürfen, ohne dass das Ergebnis beeinträchtigt wird. Im klinischen Alltag kann diese Zeitspanne am Wochenende durchaus bis zu 48–72 h betragen.

4. Der Wert der anaeroben Blutkulturen sollte definiert werden. In den prospektiven Studien von Blot et al. (Blot et al., 1999) und Gaur et al. (Gaur et al., 2003) wurden nur aerobe, in der Studie von Seifert et al. (Seifert et al., 2003) auch anaerobe Medien eingesetzt. Die zusätzliche Befüllung einer anaeroben Blutkulturflasche entspricht klinischem Standard und ermöglicht den Nachweis einiger anaerober Erreger, die durchaus auch eine Katheterinfektion verursachen können, wie beispielsweise Propionibakterien.

Die Technik nach Blot wird derzeit bereits in einer groß angelegten, multizentrischen Studie angewandt, in der die klinische Wirksamkeit von Linezolid bei Patienten mit katheterassoziierter Septikämie evaluiert werden soll. Die klinische Anwendung ist einfach, da inzwischen die meisten großen Laboratorien automatische Blutkultursysteme verwenden und somit keine Änderungen zu gewohnten Vorgehensweisen erforderlich sind.

Wichtig ist allerdings, dass die beiden Blutproben annähernd zeitgleich entnommen, unmittelbar hintereinander in die bereitgestellten Blutkulturflaschen eingeimpft und diese ohne Zwischenlagerung ins Labor gebracht werden.

Kernaussagen

- Die Maki-Technik stellt die klassische Standardmethode zum Nachweis einer Katheterkolonisierung dar. Sie erfordert die Entfernung des Katheters.
- Der intraluminale Bürstenabstrich ist wegen Komplikationsgefahr obsolet.
- Paarige quantitative Blutkulturen erfordern spezielle Röhrchen. Ihre Verwendung ist daher eingeschränkt.
- Die „Difference in time-to-positivity"-Technik wurde in klinischen Studien gut untersucht und könnte zur neuen Standardmethode werden. Voraussetzung: Labor mit automatischem Blutkultursystem.

13 Antibiotikatherapie der Katheterinfektion

Empirische Antibiotikatherapie

Die Auswahl der für die empirische Initialtherapie verwendeten Medikamente richtet sich
- in erster Linie nach dem zu erwartenden Erregerspektrum und
- in zweiter Linie nach den individuellen Voraussetzungen des Patienten (z. B. Immunsuppression, Neutropenie).

In jedem Fall sollte die Therapie intravenös durchgeführt werden. Wird der Versuch gemacht, den Katheter zu erhalten, sollten die Applikationen durch den betroffenen Katheter erfolgen, bei mehrlumigen Kathetern empfiehlt sich hierbei eine rotierende Verwendung der verschiedenen Lumina. Zusätzlich kann eine lokale intraluminale Antibiotikatherapie (s. u.) versucht werden.

Erregerspektrum. Das aus verschiedenen Studien zusammengestellte Erregerspektrum katheterassoziierter Septikämien ist in Tab. 13.**1** wiedergegeben. Es dominieren Koagulase-negative Staphylokokken, in erster Linie S. epidermidis, gefolgt von S. aureus und Enterokokken. In einigen Studien wurde auch S. aureus als häufigster Erreger genannt (Graninger et al. 2002). Weitere grampositive Erreger, die gelegentlich Katheterseptikämien auslösen können, sind verschiedene Streptokokken und Corynebakterien. Multiresistente Corynebacterium spp., z. B. Corynebacterium jeikeium, sind meist noch gegen Glykopeptide und Linezolid empfindlich. Unter den gramnegativen Stäbchenbakterien wird Pseudomonas aeruginosa heute meist häufiger isoliert als die Enterobakteriazeen.

Von Katheterspitzen werden bei signifikanter Katheterkolonisation (Maki-Technik) am häufigsten Koagulase-negative Staphylokokken nachgewiesen (67 %), gefolgt von gramnegativen Enterobakteriazeen (20 %), S. aureus (7 %), Enterokokken (2 %), und P. aeruginosa (2 %) (Humar et al., 2000).

Eine gramnegative Spezies, die gelegentlich vereinzelt oder in Ausbrüchen als Erreger katheterassoziierter Septikämien auftritt, ist Acine-

Tabelle 13.**1** Erregerspektrum von katheterassoziierten Septikämien

Erreger	Häufigkeit (%)
Staphylococcus epidermidis	40–60
Andere Koagulase-negative Staphylokokken	10–15
S. aureus	5–10
Enterokokken	4–6
Pseudomonas aeruginosa	3–6
Candida spp.	2–5
Enterobacter spp.	1–4
Acinetobacter spp.	1–2
Serratia spp.	<1
Andere	<1–5

modifiziert nach Bouza et al., 2002

tobacter baumannii. Als Quelle dieser Erreger wurden u. a. kontaminierte Mehrdosisbehältnisse und von medizinischem Personal verwendete Mobiltelefone identifiziert. Multiresistente Stämme dieser Spezies bereiten zunehmende Probleme (Smolyakov et al., 2003, Anonymus, 2003).

Antibiotikaempfindlichkeit. Hinsichtlich der Antibiotikaempfindlichkeit von Koagulase-negativen Staphylokokken und S. aureus zeigte die kürzlich publizierte multizentrische Blutkulturstudie der Paul-Ehrlich-Gesellschaft aus den Jahren 2000–2001 eine Empfindlichkeitsrate von S. aureus gegenüber Oxacillin von nur noch 85 %. Koagulase-negative Staphylokokken waren nur in 32 % empfindlich (Rosenthal 2002).

Gegenüber vorangegangenen Studien der 90er Jahre war eine deutliche Resistenzzunahme gegen Oxacillin zu verzeichnen. Die Resistenzsituation gegenüber alternativen Medikamenten war noch ungünstiger, so waren nur 70 % (S. aureus) bzw. 52 % (Koagulase-negative Staphylokokken) der Isolate empfindlich gegenüber Lincomycin und nur 95 % bzw. 73 % gegenüber Fusidinsäure. Rifampicin war mit 97 % (S. aureus) bzw. 94 % (Koagulase-negative Staphylokokken) noch gut wirksam. Diese Substanz kann jedoch aufgrund der meist rasch einsetzenden Resistenzentwicklung bei Monotherapie allenfalls als Begleittherapeutikum in Kombination mit einem Glykopeptid verwendet werden.

Alle Isolate waren empfindlich gegenüber Vancomycin.

In der deutschen Studie wurde das neue Oxazolidinonderivat Linezolid noch nicht getestet, jedoch zeigte eine kürzlich publizierte multizentrische Studie aus 25 englischen Laboratorien bei 1595 Isolaten von grampositiven Kokken keine Linezolid-Resistenz (Johnson AP et al., 2003).

Die Ergebnisse der Resistenztestung gegenüber Oxacillin können auf alle penicillinasefesten β-Laktame einschließlich der Carbapeneme übertragen werden, wobei allerdings qualitative Unterschiede in der Wirksamkeit gegen Staphylokokken bestehen.

Eine gute Wirksamkeit gegenüber Oxacillin-sensiblen Staphylokokkenstämmen besitzen die Cephalosporine der zweiten Generation, wie Cefuroxim und Cefotiam. Ihr initialer Einsatz ist jedoch nur noch dann gerechtfertigt, wenn aufgrund der lokalen Resistenzepidemiologie eines Krankenhauses mit einer überwiegenden Oxacillin-Empfindlichkeit der Erreger zu rechnen ist.

Auswahl der Antibiotika. Entspricht die Resistenzsituation der deutschlandweiten epidemiologischen Situation, sollte heute mit einem Glykopeptid wie z. B. Vancomycin oder Teicoplanin therapiert werden. Bei Vancomycin wird bei Erwachsenen eine Dosierung von 30 mg/kg/Tag verwendet, die auf zwei oder vier Gaben verteilt wird. Zur Vermeidung einer Histaminfreisetzung („red man syndrome") sollte auf eine langsame i.v.-Infusion der Einzeldosis über mindestens eine Stunde geachtet werden. Alternativ wird heute zunehmend die kontinuierliche Dauerinfusion von Vancomycin propagiert (Wysocki et al., 2001; Gauzit et al., 2002).

Teicoplanin erwies sich in der in Tab. 13.**2** angegebenen Dosierung als gute Alternative zu Vancomycin. In Vergleichsstudien zwischen Teicoplanin und Vancomycin schnitten beide Substanzen gleich gut ab (Smith et al., 1989; Rolston et al., 1994; Graninger et al., 2002), wobei allerdings in einzelnen Fällen Therapieversager von Teicoplanin gegenüber den meist durch diese Substanz etwas schlechter erfassten Stämmen von S. haemolyticus vorkamen. Bei Infektionen durch S. aureus wird eine höhere Dosierung von Teicoplanin bis zu 12 mg/kg/Tag empfohlen (Gilbert et al., 1991).

Unter Therapie mit Bolusdosen von Vancomycin sollte der Talspiegel vor der nächsten Gabe bestimmt werden. Bei leichten bis mäßig schweren Infektionen soll dieser zwischen 5 und 10 mg/L, bei schweren Infektionen (Tunnelinfektion, septische Thrombophlebitis, Endokarditis) zwischen 10 und 20 mg/L bis maximal 25 mg/L liegen. Bei kontinuierlicher Infusionstherapie werden Plateaukonzentrationen von 20–25 mg/L angestrebt (Wysocki et al., 2001; Gauzit et al., 2002).

Die Relevanz von Plasmaspiegel-Bestimmungen von Teicoplanin wird kontrovers diskutiert; in den meisten Kliniken sind entsprechende Testmethoden nicht etabliert. Graninger et al. empfehlen bei schweren Infektionen die Aufrechterhaltung von Talspiegeln von Teicoplanin zwischen 20 und 30 mg/L (Graninger et al., 2002).

Alternative Substanzen mit Wirkung gegen grampositive Erreger sind Quinupristin/Dalfopristin und Linezolid. Die erstgenannte Substanzkom-

Tabelle 13.**2** Dosierung von Medikamenten für die Therapie katheterassoziierter Infektionen beim normalgewichtigen Erwachsenen

Substanz	Dosierung (i.v.)
Vancomycin	2 × 15 mg/kg/Tag (2 × 1 g)
Teicoplanin	1 × 6 mg/kg/Tag (initiale Aufsättigung mit 3 Dosen im Abstand von 12 Stunden)
Linezolid	2 × 600 mg/Tag
Gentamicin, Tobramycin	5 mg/kg/Tag in einer oder in 3 Dosen
Amikazin	1 × 15 mg/kg/Tag in einer Dosis (1 g) oder aufgeteilt auf 3 Dosen (3 x 350 mg)
Piperacillin/Tazobactam	3 × 4,5 g/Tag
Cefuroxim	3 × 1,5 g/Tag
Cefotiam	3 × 1–2 g/Tag
Ceftazidim	3 × 2 g/Tag
Cefepim	2 × 2 g/Tag
Imipenem	4 × 500 mg bis 3 × 1 g/Tag, maximal 4 × 1 g
Meropenem	3 × 1 g/Tag
Ciprofloxacin	2 × 400 bis 3 × 400 mg/Tag
Fluconazol	1 × 400 mg bis 1 × 800 mg/Tag
Amphotericin B	0,6–0,7 mg/kg/Tag bis maximal 1 mg/kg/Tag
Caspofungin	1 × 70 mg/Tag, ab 2. Tag 1 × 50 mg/Tag
Voriconazol	6 mg/kg alle 12 h in den ersten 24 h, danach 4 mg/kg alle 12 h

bination ist pharmakokinetisch ungünstig zusammengesetzt (zwei Substanzen mit unterschiedlicher Halbwertszeit) und wird nicht mehr klinisch beworben.

Linezolid besitzt gegenüber den Glykopeptiden den Vorteil der fehlenden Nephrotoxizität und einer sehr guten Gewebegängigkeit, was sich vor allem bei pulmonalen und Haut-Weichteil-Infektionen auswirken dürfte. Die minimalen Hemmkonzentrationen gegenüber S. aureus und S. epidermidis betragen bei fast allen Stämmen 2 mg/L, bei Enterokokken 4 mg/L. Bei Applikation von 2 × 600 mg/Tag werden im Plasma Konzentrationen von 2 mg/L für 12–13 Stunden und von 4 mg/l für etwa 10 Stunden überschritten (Stalker et al., 2003). In Weichteilgeweben (Muskulatur, entzündliche Hautblasenflüssigkeit) werden etwa 58 %–94 % bzw. 104 % der simultanen Plasmakonzentrationen erreicht (Gee et al., 2001; Lovering et al., 2002).

Im Vergleich zu Vancomycin erwies sich Linezolid als klinisch überlegen bei nosokomialer Pneumonie durch gegenüber Methicillin resistente S. aureus-Stämme (MRSA), was mit der außergewöhnlich starken Penetration der Substanz in die Lunge erklärbar ist (Conte et al., 2002, Wunderink et al. 2003).

Die Wirksamkeit von Linezolid bei katheterassoziierten Septikämien wird derzeit in einer prospektiven klinischen Studie geprüft. Bisherige Auswertungen aus den Compassionate-Use-Programmen und aus einer pädiatrischen Studie zeigten eine klinische Wirksamkeit bei >80% der Katheterseptikämien (Birmingham et al., 2000; Jantausch et al., 2003).

Bei immunsupprimierten bzw. neutropenischen Patienten oder Patienten mit besonders schwerem klinischen Bild (septischer Schock, Organversagen) ist die zusätzliche Gabe einer Substanz mit Wirksamkeit gegen Pseudomonas aeruginosa und Enterobakteriazeen indiziert. Geeignet sind die Cephalosporine Ceftazidim und Cefepim, das Piperacillin/Tazobactam, als Carbapeneme das Imipenem oder Meropenem, als Fluorchinolon das Ciprofloxacin. Inwieweit der Einsatz von Aminoglykosiden allein eine ausreichende klinische Aktivität gegenüber gramnegativen Erregern erbringt, ist nicht gut untersucht.

Einsatz von Antimykotika. Antimykotika werden in der Regel erst dann eingesetzt, wenn ein entsprechender Erregernachweis erfolgt ist. Allerdings kann bei Vorliegen bestimmter Risikofaktoren wie hochkalorische parenterale Ernährung, nachgewiesener dichter Kolonisation mit Candida an anderen Körperstellen oder vorangegangenen abdominalchirurgischen Eingriffen auch der primäre Einsatz von Fluconazol erwogen werden.

Gezielte Therapie bei nachgewiesenem Erreger

Koagulase-negative Staphylokokken (KNS). Werden KNS nachgewiesen, kann die Therapiedauer bei raschem klinischen Ansprechen (innerhalb von 72 h) auf 5–7 Tage beschränkt werden. Bei verzögertem Ansprechen (>72 h) sollte über 14 Tage therapiert werden. Ein Umstieg von Glykopeptiden auf Cephalosporine der zweiten Generation ist bei nachgewiesener Oxacillin-Empfindlichkeit möglich und indiziert.

S. aureus. Bei Nachweis von S. aureus muss der Katheter zwingend entfernt werden, da andernfalls mit sekundären Komplikationen, insbesondere septischer Metastasierung, und einer erhöhten Letalität zu rechnen ist. Zwei retrospektive Studien zeigten, dass eine Therapiedauer von 10 Tagen nach Katheterentfernung nicht unterschritten werden sollte, da andernfalls Bakteriämie-Rezidive zu erwarten sind (Raad & Sabbagh,

1992; Malanoski et al., 1995). In der Regel werden unkomplizierte S.-aureus-Septikämien daher für 14 Tage behandelt (Jernigan & Farr, 1993; Paiva und Pereira, 2002).

Gram-negative Stäbchenbakterien. Als Therapeutika bei Nachweis von Enterobakteriazeen eignen sich in Abhängigkeit vom Antibiogramm die Cephalosporine der dritten und vierten Generation, Piperacillin/Tazobactam und die Fluorchinolone. Carbapeneme sollten für schwere Erkrankungen (septischer Schock) reserviert werden.

Bei Nachweis von Pseudomonas aeruginosa sollte eine Kombination zweier wirksamer Substanzen wie z.B. Ceftazidim und Ciprofloxacin eingesetzt werden. Aminoglykosidhaltige Kombinationen sind heute wegen der potenziellen Toxizität der Aminoglykoside in den Hintergrund getreten.

Bei Acinetobacter spp. sind am häufigsten Imipenem, Piperacillin/Tazobactam, Ceftazidim oder Cefepim, Ciprofloxacin, Sulbactam und Polymyxin wirksam. Der β-Laktamase-Inhibitor Sulbactam verfügt bei diesem Keim über eine antibiotische Eigenaktivität und hat sich als klinisch wirksam, insbesondere bei Kombination mit Ampicillin erwiesen (Levin et al., 2003; Smolyakov et al., 2003).

Die optimale Therapiedauer bei alleinigem Nachweis gramnegativer Stäbchenbakterien ist nicht definiert, meist wird über 10–14 Tage nach Katheterentfernung behandelt.

Candida spp. Bei Nachweis von Candida albicans ist in aller Regel Fluconazol wirksam. Werden gegen Fluconazol resistente Erreger oder Erregerspezies wie z.B. Candida kruseii oder Candida glabrata nachgewiesen, oder ist das klinische Ansprechen auf Fluconazol verzögert, können Amphotericin B, Caspofungin oder Voriconazol eingesetzt werden. Erste Ergebnisse zeigen eine gute klinische Wirksamkeit von Caspofungin bei Candida-Septikämien und speziell bei Katheterseptikämie durch Candida spp. (Mora-Duarte et al., 2002). Zur Therapie systemischer Candida-Infektionen ist Caspofungin als Primärtherapeutikum zugelassen, Voriconazol verfügt über eine Zulassung als Medikament des zweiten Ranges bei nachgewiesener Fluconazol-Resistenz des verursachenden Candidastamms.

Weitere Hinweise zur Therapiedauer sind aus Abb. 11.**2** zu entnehmen. Eine Übersicht zur Dosierung der einzelnen Substanzen gibt Tab. 13.**2**.

Kernaussagen

- Initialtherapie je nach lokaler Resistenzepidemiologie mit Cephalosporin der zweiten Generation oder Glykopeptid.
- Alternative zu Glykopeptiden: Linezolid.

- Bei immunsupprimierten bzw. neutropenischen Patienten oder schwerem klinischen Bild zusätzlich Breitspektrumantibiotikum mit Wirkung gegen Enterobakteriazeen und P. aeruginosa.
- Initialtherapie immer i.v..
- Therapie entsprechend nachgewiesenem Erreger modifizieren.
- Bei Candida-Nachweis: Therapieoption erster Wahl Fluconazol, Reserveoptionen Amphotericin B, Caspofungin, Voriconazol.

14 Sanierung von kolonisierten Kathetern

Bei Kathetern, die schwierig zu entfernen sind (z. B. implantierte Katheter) und aus klinischer Indikation zwingend benötigt werden, ist ein Versuch der Erhaltung mittels intraluminaler Antibiotika-Instillation zu erwägen. Diese Technik, auch als „Antibiotic-lock"-Technik oder Antibiotikablockung bezeichnet, wird zwar seit Ende der 80er Jahre immer wieder klinisch eingesetzt, ist jedoch niemals offen vergleichend oder doppelblind untersucht worden. Die nachfolgenden Aussagen hierzu beruhen ausschließlich auf Kohortenstudien, sind aber möglicherweise dennoch für kritische Einzelfälle relevant.

Hintergrund. Die Instillation hochkonzentrierter Antibiotikalösungen in das Katheterlumen erscheint aus verschiedenen Gründen als sinnvoller Therapieansatz. Zum einen kann davon ausgegangen werden, dass katheterassoziierte Infektionen bei langfristig genutzten Kathetern meist auf luminalem Wege entstanden sind. Es ist daher denkbar, dass die Elimination innenseitig lokalisierter Erreger zur Eradikation der Keime ausreichend ist und somit eine vollständige Kathetersanierung erreicht werden kann.

Zum anderen sprechen In-vitro-Studien dafür, dass in der Tat wesentlich höhere Konzentrationen der Antibiotika am Katheter zur Wirkung kommen müssen als sie bei systemischer Therapie mit konventionellen Dosierungen erzielt werden. Pascual et al. haben zeigen können, dass bei sessilen, am Kathetermaterial fixierten Bakterien > 100fach höhere Antibiotikakonzentrationen zur Abtötung benötigt werden als bei planktonischen, in Suspension befindlichen Erregern (Pascual et al., 1993; Ramírez et al., 1993). Beispielsweise lagen die minimalen bakteriziden Konzentrationen von Cloxacillin und Vancomycin bei S. epidermidis in planktonischer Form bei 2 bzw. 4 mg/L, in sessiler Form im Biofilm eines Cavafix-Katheters dagegen bei >512 mg/L (Pascual et al., 1993).

Ähnlich hohe Konzentrationen wurden für Clindamycin, Ciprofloxacin, Teicoplanin und Daptomycin benötigt (Pascual et al., 1993). Resistenzmutationen liegen diesem Phänomen nicht zugrunde, da die gleichen Bakterien nach Überführung in planktonische Suspension wieder voll sensibel wurden (Pascual, 2002). Auch die Sekretion von Schleimsubstanz durch die Erreger scheint keine Rolle zu spielen. Die Ursache für die relative Resistenz bzw. Toleranz wird darin gesehen, dass die Penetration der Antibiotika in die tieferen Schichten des Biofilms physikalisch erschwert ist und dass sich die Erreger im Zustand eines verlangsamten Metabolismus befinden.

Geeignete Antibiotika. Als geeignete Antibiotika für die Instillation in Katheter werden vor allem die Glykopeptide angesehen, wobei wegen der geringeren Eiweißbindung in erster Linie das Vancomycin untersucht wurde. Neuerdings konnte allerdings in einem In-vitro-Modell eines Katheterbiofilms gezeigt werden, dass die Oxazolidinone Linezolid und Eperezolid an Biofilmen deutlich rascher bakterizid wirken als Vancomycin (Curtin et al., 2003). Klinische Studien für Linezolid bei dieser Indikation stehen jedoch noch aus.

Zur Erweiterung des Spektrums auf gramnegative Erreger werden initial meist zusätzlich Amikazin oder Ciprofloxacin eingesetzt. Nach erfolgtem Erregernachweis können die Regime der jeweiligen Erregerempfindlichkeit angepasst werden.

Die eingesetzten Konzentrationen der Substanzen betrugen in den meisten Studien 1–5 mg/mL, das erforderliche Volumen der Blocklösung, welches zuvor durch Befüllung eines leeren Katheters mit Flüssigkeit bestimmt wird, betrug 2–5 ml. Da die Einwirkzeit mindestens 8–12 Stunden pro Tag betragen sollte, eignet sich am besten eine nächtliche Therapiepause für die Katheterbefüllung. Am nächsten Morgen kann die Blocklösung entfernt und der Katheter wieder benutzt werden.

Als Verdünnungsmedien für die Antibiotika werden entweder physiologische Kochsalzlösung oder Kochsalzlösung mit Heparinzusatz eingesetzt. Experimentelle Studien zur Stabilität von Antibiotika-/Heparinlösungen haben eine Kompatibilität zwischen Heparin und Vancomycin, Teicoplanin, Linezolid, Amikazin, Gentamicin und anderen Antibiotika nachgewiesen. Ebenso konnte eine ausreichend lange (> 72 h) anhaltende antimikrobielle Effektivität der Antibiotika in derartigen Lösungen nachgewiesen werden (Anthony & Rubin, 1999; Droste et al., 2003 Curtin et al., 2003).

Ciprofloxacin sollte nicht mit Heparin kombiniert werden, da es präzipitieren kann (Jim 1993). Da der Heparinanteil am Therapieeffekt zudem nie gesichert wurde, ist ein entsprechender Zusatz vermutlich entbehrlich.

Studienergebnisse. Eine Übersicht über eine Reihe neuerer Studien zur „Antibiotic-lock"-Technik gibt Tab. 14.**1**. Die Therapiedauer wurde sehr unterschiedlich gewählt und betrug zwischen 5 und 28 Tagen. Behandelt wurden meist Hickman-Katheter oder Port-Systeme, gelegentlich auch nicht getunnelte zentralvenöse Katheter. Die Therapie wurde in der Regel zusammen mit einer konventionellen parenteralen Antibio-

Tabelle 14.1 Klinische Ergebnisse mit der „Antibiotic-lock"-Technik

Autoren, Jahr	Grundkrankheit bzw. Therapie	Verwendete Antibiotika[a]	Therapie-dauer	Anzahl kurativ behandelter Episoden (%)
Messing et al., 1988	Häusliche parenterale Ernährung	Amikacin (1,5), Minocyklin (0,2), Vancomycin (1,0)	6–27 Tage	20/22 (90,0)
Messing et al., 1990	Häusliche parenterale Ernährung	Vancomycin (1,0), zusätzlich überwiegend Amikazin (1,5)	7–15 Tage	25/27 (92,6)
Johnson et al., 1994	Häusliche parenterale Ernährung (Kinder)	überwiegend Vancomycin (2,0), Amikazin (2,0)	keine Angabe	10/12 (83,3)
Benoit et al., 1995	Häusliche parenterale Ernährung	Vancomycin (5,0), Gentamicin (5,0), Amphotericin B (2,5)	7-13, Mittel 8,6 Tage	7/9 (77,8)
Krzywada et al., 1995	Häusliche parenterale Ernährung	überwiegend Vancomycin (33–83), Gentamicin (13,3)	5–17 Tage (Mittel 8 Tage)	20/22 (90,9)
Capdevila et al., 1994	AIDS	Vancomycin (0,05) oder Ciprofloxacin (0,05)	15 Tage	12/12 (100)[b]
Longuet et al., 1995	AIDS, Karzinome	Vancomycin (5,0) oder Teicoplanin (5,0), Amikazin (5,0)	8 Tage	6/14 (42,9)
Domingo et al., 1999	AIDS	Vancomycin (1,0) oder Amikazin (1,0)	5 Tage	22/27 (81,5)
Viale et al., 2003	AIDS, hämato-onkologische Erkrankungen	Vancomycin oder Teicoplanin (20,0), Amikazin (10,0) oder Ciprofloxacin (2,0)	28 Tage	28/30 (93,3)

[a] Die Angaben in Klammern beziehen sich auf die Konzentration in mg/mL.
[b] In dieser Studie wurden 3 von initial 15 Patienten wegen Schock oder septischer Thrombophlebitis kurz nach Therapiebeginn ausgeschlossen.

tikatherapie begonnen und nach erfolgter Entfieberung ausschließlich intraluminal fortgesetzt. In einzelnen Studien wurde jedoch auch über den gesamten Therapiezeitraum zusätzlich systemisch behandelt.

Therapieversager waren meist durch Überwucherung oder primäre Beteiligung von Pilzen als Erreger bedingt, obwohl auch vereinzelt katheterassoziierte Bakteriämien durch Pilze kurativ mit intraluminalem Amphotericin B behandelt werden konnten.

Neue In-vitro-Daten zeigen, dass konventionelles Amphotericin B und Fluconazol in Candida-Biofilmen auf Katheteroberflächen nur eine geringe Wirksamkeit besitzen, wodurch möglicherweise die bisherigen Therapieversager erklärbar sind (Lewis et al., 2002). Im Gegensatz dazu zeigten liposomales Amphotericin B und die Echinocandine eine besonders gute fungizide Aktivität in Candida-Biofilmen, sodass zukünftige klinische Therapiestudien diese Substanzen berücksichtigen sollten (Kuhn et al., 2002).

Fazit. Insgesamt erscheint die „Antibiotic-lock"-Technik nur indiziert bei Kathetern, die partiell oder vollständig implantiert sind und deren Entfernung ein hohes Risiko für den Patienten beinhalten würde.

Sinnvoll erscheint es, wie von Viale et al. beschrieben, den Katheter dennoch zu entfernen, wenn

- sich nach 48- bis 72-stündiger Therapie keine Entfieberung abzeichnet,
- septische Komplikationen auftreten oder
- innerhalb von 14 Tagen nach Therapiebeginn ein Septikämierezidiv auftritt (Viale et al., 2003).

Wie lange systemische Antibiotika parallel gegeben werden sollten, ist nicht durch vergleichende Studien definiert. Einige Autoren haben bei leichteren Fällen auch ausschließlich die intraluminale Technik, überwiegend mit Erfolg, angewandt (Carratalà 2002; Viale et al. 2003).

Kernaussagen

- Die Anwendung der „Antibiotic-lock"-Technik ist eine Option bei Kathetern, die schwierig zu entfernen sind und zwingend benötigt werden.
- Erfolg versprechendes Regime: z.B. Vancomycin 1–5 mg/mL oder Linezolid 2 mg/mL, jeweils plus Ciprofloxacin 2 mg/mL, oder plus Amikazin 1–10 mg/mL.
- Therapiedauer nicht definiert, meist ca. 14 Tage.
- Zusätzlich systemische antimikrobielle Therapie.
- Beendigung des Versuchs und Entfernung des Katheters bei entweder fehlender Entfieberung nach 48–72 h oder septischen Komplikationen oder Septikämierezidiv innerhalb von 14 Tagen nach Therapiebeginn.

Literatur

1. Anonymus. News: Cell phones may be unrecognized source of nosocomial infections. Clin Infect Dis. 2003;37:i.
2. Anthony TU, Rubin LG. Stability of antibiotics used for antibiotic-lock treatment of infections of implantable venous devices (ports). Antimicrob Agents Chemother. 1999; 43:2074-2076.
3. Bach A, Schmidt H, Böttiger B, et al. Retention of antibacterial activity and bacterial colonization of antiseptic-bonded central venous catheters. J Antimicrob Chemother. 1996;37:315-322.
4. Benoit JL, Carandang G, Sitrin M, Arnow PM. Intraluminal antibiotic treatment of central venous catheter infections in patients receiving parenteral nutrition at home. Clin Infect Dis. 1995;21:1286-1288.
5. Berrington A, Gould KF. Use of antibiotic locks to treat colonized central venous catheters. J Antimicrob Chemother. 2001;48:597-603.
6. Birmingham MC, Zimmer GS, Flavin SM, et al. Results of treating bacteremic patients with linezolid in a compassionate use trial for resistant, gram-positive infections. International Conference on Macrolides, Azalides and Streptogramins, 26.-28.1.2000, Sevilla, Spanien.
7. Bregenzer T, Widmer A. Bloodstream infection from a Port-A-Cath: Successful treatment with the antibiotic lock technique (letter). Infect Control Hosp Epidemiol. 1996;17:772.
8. Blot F, Schmidt E, Nitenberg G, Tancrde C, Leclercq B, Laplanche A, Andrmont A. Earlier positivity of central-venous- versus peripheral-blood cultures is highly predictive of catheter-related sepsis. J Clin Microbiol. 1998;36:105-109.
9. Blot F, Nitenberg G, Chachaty E, et al. Diagnosis of catheter-related bacteremia: a prospective comparison of the time to positivity of hub-blood versus peripheral-blood cultures. Lancet 1999;354:1071-1077.
10. Böswald M, Lugauer S, Regenfus A, et al. Reduced rates of catheter-associated infection by use of a new silver-impregnated central venous catheter. Infection 1999; 27(Suppl.1):S56-60.
11. Bouza E, Burillo A, Munoz P. Catheter-related infections: diagnosis and intravascular management. Clin Microbiol Infect. 2002;8:265-274.
12. Bouza E, Munoz P, Lpez-Rodríguez J, et al. A needleless closed system device (CLAVE) protects from intravascular catheter tip and hub colonization: a prospective randomized study. J Hosp Infect. 2003;54:279-287.
13. Capdevila JA, Barbera J, Gavalda J, et al. Diagnosis and conservative management of infection related to long term venous catherization in AIDS patients. In: American Society of Microbiology. Program and Abstracts of the 34th Interscience Conference on Antimicrobial Agents and Chemotherapy, Orlando, Florida. Washington, DC: American Society for Microbiology, 1994;69.
14. Carbon RT, Lugauer S, Geitner U, et al. Reducing catheter-associated infections with silver-impregnated catheters in long-term therapy of children. Infection 1999; 27(Suppl.1):S69-S73.
15. Carratalà J. The antibiotic lock technique for therapy of „highly needed" infected catheters. Clin Microbiol Infect. 2002;8:282-289.
16. Casey AL, Worthington T, Lambert PA, Quinn D, Faroqui MH, Elliott TSJ. A randomized, prospective clinical trial to assess the potential infection risk associated with the PosiFlow^R needleless connector. J Hosp Infect. 2003;54:288-293.
17. Cepeda JA, Whitehouse T, Cooper B, et al. Linezolid versus teicoplanin in the treatment of Gram-positive infections in the critically ill: a randomized, double-blind, multicentre study. J Antimicrob Chemother. 2004;53:345-355.
18. Cercenado E, Ena J, Rodriguez-Creixems M, Romero I, Bouza E. A conservative procedure for the diagnosis of catheter-related infections. Arch Intern Med. 1990; 150:1417-1420.
19. Chalyakunapruk N, Veenstra DL, Lipsky BA, Saint S. Chlorhexidine compared with po-

vidone-iodine solution for vascular catheter-site care: a meta-analysis. Ann Intern Med. 2002;136:792-801.

20. Chatzinikolaou I, Hanna H, Graviss L, et al. Clinical experience with minocycline and rifampin-impregnated central venous catheters in bone marrow transplantation recipients: Efficacy and low risk of developing staphylococcal resistance. Infect Control Hosp Epidemiol. 2003;24:961-963.

21. Cleri D, Corado M, Seligman S. Quantitative culture of intravenous catheters and other intravascular inserts. J Infect Dis. 1980;141:781-786.

22. Collignon PJ, Soni N, Pearson IY, Woods WP, Munro R, Sorrell TC. Is semiquantitative culture of central vein catheter tips useful in the diagnosis of catheter-related bacteremia? J Clin Microbiol. 1986;24:532-535.

23. Conte JE, Golden JA, Kipps J, Zurlinden E. Intrapulmonary pharmacokinetics of linezolid. Antimicrob Agents Chemother. 2002;46:1475-1480.

23a. Coopersmith CM, Rebmann TL, Zack JE et al. Effect of an education program on decreasing catheter-related bloodstream infections in the surgical intensive care unit. Crit Care Med. 2002;30:59-64.

24. Crnich CJ, Maki DG. The promise of novel technology for the prevention of intravascular device-related bloodstream infection. I. Pathogenesis and short-term devices. Clin Infect Dis. 2002;34:1232-1242.

25. Coello R, Charlett A, Ward V et al. Device-related sources of bacteraemia in English hospitals - opportunities for the prevention of hospital-acquired bacteremia. J Hosp Infect. 2003;53:46-57.

26. Collignon PJ, Soni N, Pearson IY, Woods WP, Munro R, Sorrell TC. Is semiquantitative culture of central vein catheter tips useful in the diagnosis of catheter-associated bacteremia? J Clin Microbiol. 1986;4:532-535.

27. Cookson ST, Ihrig M, O'Mara EM, et al. Increased bloodstream infection rates in surgical patients associated with variation from recommended use and care following implementation of a needleless device. Infect Control Hosp Epidemiol. 1998;19:23-27.

28. Corral L, Nolla-Salas M, Ibanez-Nolla J, et al. A prospective, randomized study in critically ill patients using the Oligon Vantex catheter. J Hosp Infect. 2003;55:212-219.

29. Curchoe RM, Powers J, El-Daher N. Weekly transparent dressing changes linked to increased bacteremia rates. Infect Control Hosp Epidemiol. 2002;23:730-732.

30. Curtin J, Cormican M, Fleming G, Keelehan J, Colleran E. Linezolid compared with eperozolid, vancomycin, and gentamicin in an in vitro model of antimicrobial lock therapy for Staphylococcus epidermidis central venous catheter-related biofilm infections. Antimicrob Agents Chemother. 2003;47:3145-3148.

31. Darouiche RO, Raad II, Heard SO, et al. A comparison of two antimicrobial-impregnated central venous catheters. Catheter Study Group. N Engl J Med. 1999;340:1-8.

32. Dettenkofer M, Jonas D, Wiechmann C, Rossner R, Frank U, Zentner J, Daschner FD. Effect of skin disinfection with octenidin dihydrochloride on insertion site colonization of intravascular catheters. Infection 2002;30:282-285.

33. Dobbins BM, Catton JA, Kite P, McMahon MJ, Wilcox MH. Each lumen is a potential source of central venous catheter-related bloodstream infection. Crit Care Med. 2003;31:1688-1690.

34. Domingo P, Fontanet A, Snchez F, Allende L, Vzquez G. Morbidity associated with long-term use of totally implantable ports in patients with AIDS. Clin Infect Dis. 1999;29:346-351.

35. Droste JC, Jeraj HA, MacDonald A, Farrington K. Stability and in vitro efficacy of antibiotic-heparin lock solutions potentially useful for treatment of central venous catheter-related sepsis. J Antimicrob Chemother. 2003;51:849-855.

36. Eggimann P, Harbarth S, Constantin MN, Touveneau S, Chevrolet JC, Pittet D. Impact of a prevention strategy targeted at vascular-access care on incidence of infections acquired in intensive care. Lancet 2000;355:1864-1868.

37. Elliott TS, Moss HA, Tebbs SE, et al. Novel approach to investigate a source of microbial contamination of central venous catheters. Eur J Clin Microbiol Infect Dis. 1997;16:210-213.

38. Fachinformation Multicath Expert™. Vygon GmbH, Aachen, 2003.

39. Fey PD, Matthews KI, Peterson DK, Iwen PC, Hinrichs SH, Rupp ME. Inhibitory effect of explanted chlorhexidine-silver sulfadiazine impregnated central venous catheters on Staphylococcus epidermidis. In: American Society for Microbiology. Program and Abstracts of the 40th Interscience Conference on Antimicrobial Agents and Chemotherapy, Toronto, Orontario, Canada. Washington, DC: American Society for Microbiology, 2000.

40. Finkelstein R, Rabino G, Kassis I, Mahamid I. Device-associated, device-day infection rates in an Israeli adult general intensive care unit. J Hosp Infect. 2000;44:200-205.

41. Frank U, Chojnacki T, Dettenkofer M, Daschner FD. Cost-effectiveness of an antiseptic-impregnated central venous catheter in the ICU (letter). Intensive Care Med. 2003; 29:139.

42. Gaur AH, Flynn PM, Giannini MA, Shenep JL, Hayden RT. Difference in time to detection: a simple method to differentiate catheter-related from non-catheter-related bloodstream infection in immunocompromised pediatric patients. Clin Infect Dis. 2003;37:469-475.

43. Gauzit R, Club d'infectiologie en anesthesie-reanimation. The use of glycopeptides in intensive cae and anesthesia [French]. Ann Fr Anesth Reanim. 2002;21:414-417.

44. Gee T, Ellis R, Marshall G, Andrews J, Ashbey J, Wise R. Pharmacokinetics and tissue penetration of linezolid following multiple oral doses. Antimicrob Agents Chemother. 2001;45:1843-1846.

45. Gilbert DN, Wood CA, Kimbrough RC. Failure of treatment with teicoplanin at 6 mg/kg/day in patients with Staphylococcus aureus intravascular infection. Antimicrob Agents Chemother. 1991;35:79-87.

46. Goldschmidt H, Hahn U, Salwender HJ, et al. Prevention of catheter-related infections by silver coated central venous catheters in oncological patients. Zentralbl Bakteriol. 1995;283:215-223.

47. Graninger W, Assadian O, Lagler H, Ramharter M. The role of glycopeptides in the treatment of intravascular catheter-related infections. Clin Microbiol Infect. 2002;8:310-315.

48. Hanna HA, Raad I. Blood products: a significant risk factor for long-term catheter-related bloodstream infection in cancer patients. Infect Control Hosp Epidemiol. 2001;22:165-166.

49. Hanna HA, Raad II, Hackett B, Wallace SK, Price KJ, Coyle DE, Parmley L, and the MD Anderson Study Group. Antibiotic-impregnated catheters associated with significant decrease in nosocomial and multidrug-resistant bacteremias in critically ill patients. Chest 2003;124:1030-1038.

50. Hartleib J, Kohler N, Dickinson RB, et al. Protein A is the von Willebrand factor binding protein on Staphylococcus aureus. Blood 2000;96:2149-2156.

51. Herrmann M, Vaudaux PE, Pittet D, et al. Fibronectin, fibrinogen and laminin act as mediators of adherence of clinical staphylococcal isolates to foreign material. J Infect Dis. 1988;158:653-702.

52. Humar A, Ostromecki A, Direnfeld J, et al. Prospective randomized trial of 10% povidone-iodine versus 0,5% tincture of chlorhexidine as cutaneous antisepsis for prevention of central venous catheter infection. Clin Infect Dis. 2000;31:1001-1007.

53. Infection Control Nurses Association in collaboration with 3M Healthcare. Guideline for preventing intravascular catheter-related infection. 2001; p.1-16. Infection Control Nurses Association, June 2001 (www.icna.co.uk).

54. Jantausch BA, Deville J, Adler S, et al. Linezolid for the treatment of children with bacteremia or nosocomial pneumonia caused by resistant gram-positive bacterial pathogens. Ped Infect Dis J. 2003;22(Suppl.9):S164-S171.

55. Jernigan JA, Farr BM. Short-course therapy of catheter-related Staphylococcus aureus bacteremia: a meta-analysis. Ann Intern Med. 1993;119:304-311.

56. Jim LK. Physical and chemical compatibility of intravenus ciprofloxacin with other drugs. Ann Pharmacother. 1993;27:704-707.

57. Johnson AP, Henwood C, Mushtaq S, James D, Warner M, Livermore DM, and the ICU Study Group. Susceptibility of Gram-positive bacteria from ICU patients in UK hospitals to antimicrobial agents. J Hosp Infect. 2003;54:179-187.

58. Johnson DC, Johnson FL, Goldman S. Preliminary results treating persistent central venous catheter infections with the antibiotic lock technique in pediatric patients. Pediatr Infect Dis J. 1994;13:930-931.

59. Jones T. StaphVAX (Nabi). Curr Opin Investig Drugs. 2002;3:48-50.

60. Kentos A, Struelens MJ, Thys JP. Antibiotic-lock technique for the treatment of central venous catheter infections (letter). Clin Infect Dis. 1996;23:418-419.

61. Kite P, Dobbins BM, Wilcox MH, et al. Evaluation of a novel endoluminal brush method for in situ diagnosis of catheter related sepsis. J Clin Pathol. 1997;50:278-282.

62. Kite P, Dobbins BM, Wilcox MH, MMahon MJ. Rapid diagnosis of catheter-related bloodstream infection without catheter removal. Lancet 1999;354:1504-1507.

63. Kommission für Krankenhaushygiene und Infektionsprävention beim Robert-Koch-Institut (RKI). Empfehlung zur Prävention Gefäßkatheter-assoziierter Infektionen. Bundesgesundheitsbl - Gesundheitsforsch - Gesundheitsschutz 2002;45:907-924.

64. Krzywda EA, Andris DA, Edmiston CE, Quebbeman EJ. Treatment of Hickman catheter sepsis using antibiotic lock technique. Infect Control Hosp Epidemiol. 1995;16:596-598.

65. Kuhn DM, George T, Chandra J, Mukherjee PK, Ghannoum MA. Antifungal susceptibility of Candida biofilms: unique efficacy amphotericin B lipid formulations and echinocandins. Antimicrob Agents Chemother. 2002;46:1773-1780.

66. Len C, Alvarez-Lerma F, Ruiz-Santana S, et al. Antiseptic chamber-containing hub reduces central venous catheter-related infection: a prospective, randomized study. Crit Care Med. 2003;31:1318-1324.

67. Levin AS. Treatment of Acinetobacter spp. infections. Expert Opin Pharmacother. 2003;4:1289-1296.

68. Lewis RE, Kontoyiannis DP, Darouiche RO, Raad II, Prince RA. Antifungal activity of amphotericin B, fluconazole, and voriconazole in an in vitro model of Candida catheter-related bloodstream infection. Antimicrob Agents Chemother. 2002;46:3499-3505.

69. Longuet P, Douart MC, Maslo C, Benoit C, Arlet G, Leport C. Limited efficacy of antibiotic lock technique in catheter related bacteremia of totally implanted ports in HIV infected and oncology patients. In: American Society fo Microbiology. Program and Abstracts of the 35th Interscience Conference on Antimicrobial Agents and Chemotherapy, San Francisco, CA. Washington, DC: American Society for Microbiology,1995;257.

70. Lovering AM, Zhang J, Bannister GC, Lankester BJ, Brown JH, Narendra G, MacGowan AP. Penetration of linezolid into bone, fat, muscle and haematoma fluid of patients undergoing routine hip replacement. J Antimicrob Chemother. 2002;50:73-77.

71. Mack D, Fischer W, Krokotsch A, et al. The intercellular adhesin involved in biofilm accumulation of Staphylococcus epidermidis is a linear beta-1,6-linked glucosaminoglykan: purification and structural analysis. J Bacteriol. 1996;178:175-183.

72. Maki DG, Weise CE, Sarafin HW. A semiquantitative culture method for identifying intravenous catheter-related infection. New Engl J Med. 1977;296:1305-1309.

73. Maki DG, Stoltz SM, Wheeler S, Mermel LA. Prevention of central venous catheter-related bloodstream infection by use of an antiseptic-impregnated catheter. A randomized, controlled trial. Ann Intern Med. 1997;127:257-266.

74. Maki DG, Narans LL, Knasinski V, Kluger D. Prospective, randomized, investigator-masked trial of a novel chlorhexidine-impregnated disk (biopatch) on central venous and arterial catheters (Abstract). Infect Control Hosp Epidemiol. 2000;21:96.

75. Malanoski GJ, Samore MH, Pefanis A, Darchmer AW. Staphylococcus aureus catheter-associated bacteremia. Minimal effective therapy and unusual infectious complications associated with arterial sheath catheters. Arch Intern Med. 1995;155:1161-1166.

76. Markus S, Buday S. Culturing indwelling central venous catheters in situ. Infect Surg. 1989;157-162.

77. McConnell SA, Gubbins PO, Anaissie EJ. Do antimicrobial-impregnated central venous catheters prevent catheter-related bloodstream infection? Clin Infect Dis. 2003;37:65-72.

78. Mermel LA, McCormick RD, Springman SR, Maki DG. The pathogenesis and epidemiology of catheter-related infection with pulmonary artery Swan-Ganz catheters: a prospective study utilizing molecular subtyping. Am J Med. 1991;91:197S-205S.
79. Mermel LA, Farr BM, Sherertz RJ, et al. Guidelines for the management of intravascular catheter-related infections. Clin Infect Dis. 2001;32:1249-1272.
80. Messing B, Peitra-Cohen S, Debure A, Beliah M, Bernier JJ. Antibiotic-lock technique. A new approach to optimal therapy for catheter-related sepsis in home-parenteral nutrition patients. JPEN J Parenteral Enteral Nutr. 1988;12:185-189.
81. Messing B, Man F, Colimon R, Thuillier F, Beliah M. Antibiotic-lock technique is an effective treatment of bacterial catheter-related sepsis during parenteral nutrition. Clin Nutr. 1990;9:220-225.
82. Mora-Duarte J, Betts R, Rotstein C, et al. Caspofungin Invasive Candidiasis Study Group. Comparison of caspofungin and amphotericin B for invasive candidiasis. N Engl J Med. 2002;347:2020-2029.
83. National Nosocomial Infections Surveillance (NNIS) System. National Nosocomial Infections Surveillance (NNIS) System Report, data summary from January 1992 to June 2002, issued August 2002. Am J Infect Control. 2002;30:458-475.
84. O'Grady NP, Hospital Infection Control Practices Advisory Committee (HICPAC). Guidelines for prevention of intravascular device-related infections. Morbidity Mortality Weekly Report (MMWR) 2002;51:1-26.
85. Orsi GB, Raponi M, Sticca G, et al. Hospital infection surveillance in 5 Roman intensive care units. Ann Ig. 2003;15:23-34.
86. Paiva JA, Pereira JM. Treatment of the afebrile patient after catheter withdrawal: drugs and duration. Clin Microbiol Infect. 2002;8:290-294.
87. Pascual A, Ramírez E, Martínez-Martínez L, Perea EJ. Effect of polyurethane catheters on the in vitro activity of antimicrobials against Staphylococcus epidermidis. J Hosp Infect. 1993;24:211-218.
88. Pascual A, Ramírez E, Perea EJ. Activity of glycopeptides in combination with amikacin or rifampicin against S. epidermidis biofilms on plastic catheters. Eur J Clin Microbiol Infect Dis. 1994;13:515-517.
89. Pascual A. Pathogenesis of catheter-related infections: lessons for new designs. Clin Microbiol Infect. 2002;8:256-264.
90. Pearson ML, Hospital Infection Control Practices Advisory Committee (HICPAC). Guideline for prevention of intravascular device-related infections. Infect Control Hosp Epidemiol. 1996;17:438-473.
91. Pittet D, Tarara D, Wenzel RP. Nosocomial bloodstream infections in critically ill patients. Excess length of stay, extra costs, and attributable mortality. JAMA 1994;271:1598-1601.
92. Polderman KH, Girbes ARJ. Central venous catheter use. Part 2: Infectious complications. Intensive Care Med. 2002;28:18-28.
93. Przemeck M, Schürholz T, Vangerow B, Piepenbrock S. Aseptischer Wechsel des zentralen Venenkatheters über einen Führungsdraht. Anästhesiol Intensivmed Notfallmed Schmerzther. 2002;37:757-761.
94. Raad II, Sabbagh MF. Optimal duration of therapy for catheter-related Staphylococcus aureus bacteremia: a study of 55 cases and review. Clin Infect Dis. 1992;14:75-82.
95. Raad II, Hohn DC, Gilbreath BJ et al. Prevention of cenral venous catheter-related infectious by using maximal sterile barrier precautions during insertion. Infect Control Hosp Epidemiol. 1994;15:231-238.
96. Raad II, Hanna HA, Darouiche RO. Diagnosis of catheter-related bloodstream infections: Is it necessary to culture the subcutaneous catheter segment? Eur J Clin Microbiol Infect Dis. 2001;20:566-568.
97. Raad II, Hanna HA, Alakech B, Chatzinikolaou I, Johnson MM, Tarrand J. Differential time to positivity: a useful method for diagnosing catheter-related bloodstream infection. Ann Intern Med. 2004;140:18-25.
98. Randolph AG, Cook DJ, Gonzales CA, Andrew M. Benefit of heparin in peripheral venous and arterial catheters: systematic review and meta-analysis of randomised controlled trials. Brit Med J. 1998;316:969-975.

99. Randolph AG, Cook DJ, Gonzales CA, Andrew M. Benefit of heparin in central venous and pulmonary artery catheters: an analysis of randomised controlled trials. Chest 1998;113:165-171.
100. Ranucci, M, Isgro G, Giomarelli PP, et al. and the Catheter Related Infection Trial (CRIT) Group. Impact of oligon central venous catheters on catheter colonization and catheter-related bloodstream infection. Crit Care Med. 2003;31:52-59.
101. Rijnders BJ, van Wijngaerden E, Wilmer A, Peetermans WE. Use of full sterile barrier precautions during insertion of arterial catheters: a randomized trial. Clin Infect Dis. 2003;36:743-748.
102. Rolston KV, Nguyen H, Amos G, Elting L, Fanstein V, Bodey GP. A randomised double-blind trial of vancomycin versus teicoplanin for the treatment of Gram-positive bacteremia in patients with cancer. J Infect Dis. 1994;169:350-355.
103. Rosenthal EJK. Epidemiologie von Septikämie-Erregern. DMW 2002;127:2435-2440.
104. Rosenthal VD, Guzman S, Pezzotto SM, Crnich CJ. Effect of an infection control program using education and performance feedback on rates of intravascular device-associated bloodstream infections in intensive care units in Argentina. Am J Infect Control 2003;31:405-409.
105. Safdar N, Maki DG. The pathogenesis of catheter-related bloodstream infection with noncuffed short-term central venous catheters. Intensive Care Med 2004;30:62-67.
106. Segura M, Alvarez-Lerma F, Tellado JM, et al. A clinical trial on the prevention of catheter-related sepsis using a new hub model. Ann Surg. 1996;223:363-369.
107. Seifert H, Cornely O, Seggewiss K, Decker M, Stefanik D, Wisplinghoff H, Fätkenheuer G. Bloodstream infection in neutropenic cancer patients related to short-term non-tunnelled catheters determined by quantitative blood culture, differential time to positivity, and molecular typing with pulsed-field gel electrophoresis. J Clin Microbiol. 2003;41:118-123.
108. Seymour VM, Dhallu TS, Moss HA, Tebbs SE, Elliott TSJ. A prospective clinical study to investigate the microbial contamination of a needleless connector. J Hosp Infect. 2000;45:165-168.
109. Sherertz RJ, Heard SO, Raad II. Diagnosis of triple-lumen catheter infection: Comparison of roll plate, sonication, and flushing methodologies. J Clin Microbiol. 1997;35:641-646.
110. Siegman-Igra Y, Anglim AM, Shapiro DE, Adal KA, Strain BA, Farr BM. Diagnosis of vascular catheter-related bloodstream infection: a meta-analysis. J Clin Microbiol. 1997;35:928-936.
111. Smith SR, Cheesbrough J, Spearing R, Davies JM. Randomized prospective study comparing vancomycin with teicoplanin in the treatment of infections associated with Hickman catheters. Antimicrob Agents Chemother. 1989;33:1193-1197.
112. Smolyakov R, Borer A, Riesenberg K, et al. Nosocomial multi-drug resistant Acinetobacter baumannii bloodstream infection: risk factors and outcome with ampicillin-sulbactam treatment. J Hosp Infect. 2003;54:32-38
113. Stalker DJ, Jungbluth GL, Hopkins NK, Batts DH. Pharmacokinetics and tolerance of single- and multiple-dose oral or intravenous linezolid, an oxazolidinone antibiotic, in healthy volunteers. J Antimicrob Chemother. 2003;51:1239-1246.
114. Trautmann M, Zauser B, Wiedeck H, Buttenschon K, Marre R. Bacterial colonization and endotoxin contamination of intravenous infusion fluids. J Hosp Infect. 1997;37:225-236.
115. Trautmann M, Dannecker G, Kretz FJ, Vochem M. Intermittierende Spülung peripherer Venenverweilkanülen. Meta-Analyse pädiatrischer Studien zur Verwendung von verdünntem Heparin versus Kochsalzlösung. Monatsschrift für Kinderheilkunde 2004 (im Druck).
116. Trautmann M, Moosbauer S, Schmitz FJ, Lepper PM. Experimental study on the safety of a new connecting device. Am J Infect Control 2004 (in press).
117. Veenstra DL, Saint S, Saha S, Lumley T, Sullivan SD. Efficacy of antiseptic-impregnated central venous catheters in preventing catheter-related bloodstream infection: a meta-analysis. JAMA 1999;281:261-267.

118. Veenstra DL, Saint S, Sullivan SD. Cost-effectiveness of antiseptic-impregnated central venous catheters for the prevention of catheter-related bloodstream infection. JAMA 1999;282:554-560.
119. Viale P, Pagani L, Petrosillo N, et al. for the Italian Hospital and HIV Infection Group. Antibiotic lock technique for the treatment of catheter-related bloodstream infections. J Chemother. 2003;15:152-156.
120. von Eiff C, Becker K, Machka K, Stammer H, Peters G, for the Study Group. Nasal carriage as a source of Staphylococcus aureus bacteremia. N Engl J Med. 2001;344:11-16.
121. Walder B, Pittet D, Tramer MR. Prevention of bloodstream infections with central venous catheters treated with anti-infective agents depends on catheter type and insertion time: evidence from a meta-analysis. Infect Control Hosp Epidemiol. 2002;23:748-756.
122. Warren DK, Zack JE, Cox MJ, Cohen MM, Fraser VJ. An educational intervention to prevent catheter-associated bloodstream infections in a nonteaching, community medical center. Crit Care Med. 2003;31:1959-1963.
123. Wunderink R, Rello J, Cammarata SK, Croos-Dabrera RV, Kollef MH. Linezolid versus vancomycin. Analysis of two double-blind studies of patients with methicillin-resistant Staphylococcus aureus nosocomial pneumonia. Chest 2003;124:1789-1797.
124. Wysocki M, Delatour F, Faurisson F, et al. and the Study Group. Continuous versus intermittent infusion of vancomycin in severe staphylococcal infections: prospective multicenter randomized study. Antimicrob Agents Chemother. 2001;45:2460-2467.
125. Yébenes JC, Vidaur L, Serra-Prat M et al. Prevention of catheter-related bloodstream infection in critically ill patients using a disinfectable, needle-free connector: a randomized controlled trial. Am J Infect Control 2004, in press.
126. Zuschneid I, Schwab F, Geffers C, Rüden H, Gastmeier P. Reducing central venous catheter-associated primary bloodstream infections in Intensive Care Units is possible: data from the German Nosocomial Infections Surveillance System. Infect Control Hosp Epidemiol. 2003;24:501-505.

Sachverzeichnis